泌尿系结石百问百答
——科普教育手册

QUESTIONS AND ANSWERS FOR UROLITHIASIS
POPULAR SCIENCE EDUCATION MANUAL

主　　审　刘志宇（大连医科大学附属第二医院泌尿外科）

主　　编　李先承（大连医科大学附属第二医院泌尿外科）
　　　　　毕建斌（中国医科大学附属第一医院泌尿外科）

副 主 编　王　炜（大连医科大学附属第二医院泌尿外科）
　　　　　江　彬（大连市友谊医院泌尿外科）
　　　　　柳　青（沈阳红十字会医院泌尿外科）

审　　校　李雅楠（大连医科大学学报编辑部）

主编助理　夏雪雁（大连医科大学图书馆）

插　　画　孙诗竹（大连医科大学解剖教研室）
　　　　　苏　倡（大连医科大学第一临床学院）
　　　　　李泰来（大连医科大学第二临床学院）

人民卫生出版社
·北 京·

图书在版编目（CIP）数据

泌尿系结石百问百答 / 李先承，毕建斌主编. —北京：人民卫生出版社，2021.9（2021.11重印）
（科普教育手册）
ISBN 978-7-117-32003-0

Ⅰ. ①泌… Ⅱ. ①李… ②毕… Ⅲ. ①泌尿生殖系统 –结石（病理）–防治–问题解答 Ⅳ. ①R691.4-44

中国版本图书馆 CIP 数据核字（2021）第 177995 号

人卫智网	www.ipmph.com	医学教育、学术、考试、健康，购书智慧智能综合服务平台
人卫官网	www.pmph.com	人卫官方资讯发布平台

科普教育手册
泌尿系结石百问百答
Miniaoxi Jieshi Baiwen Baida

主　　编：李先承　毕建斌
出版发行：人民卫生出版社（中继线 010-59780011）
地　　址：北京市朝阳区潘家园南里 19 号
邮　　编：100021
E - mail：pmph @ pmph.com
购书热线：010-59787592　010-59787584　010-65264830
印　　刷：北京顶佳世纪印刷有限公司
经　　销：新华书店
开　　本：710×1000　1/16　　印张：7
字　　数：91 千字
版　　次：2021 年 9 月第 1 版
印　　次：2021 年 11 月第 2 次印刷
标准书号：ISBN 978-7-117-32003-0
定　　价：65.00 元

编者

于　娜（大连医科大学附属第二医院泌尿外科）

王小刚（大连医科大学附属第二医院泌尿外科）

王　炜（大连医科大学附属第二医院泌尿外科）

王　群（大连医科大学附属第二医院泌尿外科）

毕建斌（中国医科大学附属第一医院泌尿外科）

刘万凯（丹东市中心医院泌尿外科）

李先承（大连医科大学附属第二医院泌尿外科）

杨　艳（大连医科大学附属第二医院内镜中心）

沈　宸（大连医科大学附属第二医院泌尿外科）

宋　军（大连医科大学附属第二医院手术室）

张庆德（大连市妇女儿童医疗中心小儿外科）

张志伟（大连医科大学附属第一医院泌尿外科）

陈志岐（大连医科大学附属第二医院泌尿外科）

范　博（大连医科大学附属第二医院泌尿外科）

郑　伟（大连医科大学附属第一医院泌尿外科）

荆　晶（大连医科大学附属第二医院泌尿外科）

姜书山（大连大学附属中山医院碎石室）

秦　杰（大连医科大学附属第一医院泌尿外科）

徐伟娇（大连医科大学附属第二医院泌尿外科）

高成顺（大连医科大学附属第二医院麻醉科）

陶胜华（大连医科大学附属第二医院泌尿外科）

黄　涛（大连医科大学附属第一医院碎石室）

葛　晶（大连医科大学附属第二医院手术室）

董　洋（大连医科大学附属第二医院放射科）

焦裕霞（大连医科大学附属第二医院麻醉科）

曾雪娇（沈阳红十字会医院泌尿外科）

主编简介

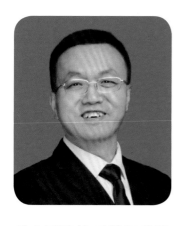

李先承

  大连医科大学附属第二医院泌尿外科主任、主任医师、教授,大连医科大学硕士研究生导师、博士研究生导师。现任国际尿石症结石联盟委员会委员,中华医学会泌尿外科学分会第十一届委员会尿路结石学组委员,中国研究型医院学会冲击波医学专业委员会泌尿与男科学组副主任委员,中华医学会全国县级医院人才培养计划特聘导师,中国尿石联盟儿童泌尿系结石诊疗协作中心委员,中华医学会辽宁省泌尿外科分会结石学组副组长,第二届中国研究型医院学会冲击波医学专业委员会常务委员,中国中西医结合学会泌尿外科专业委员会第二届结石学组学术委员,辽宁省研究型医院学会冲击波医学专业委员会副主任委员,辽宁省中医药学会第四届结石病专业委员会委员、尿石症学组副组长,辽宁省医学会医疗鉴定专家库成员。

  专业方向为泌尿系结石及肿瘤的微创治疗,尤其是经皮肾镜治疗复杂性鹿角形结石和输尿管软镜微创治疗。2011年完成大连市首例单通道经皮肾镜治疗鹿角形结石,主持国家自然科学基金课题2项,辽宁省科技厅科技攻关计划课题1项,第一或通讯作者发表SCI文章7篇,国内核心期刊近20篇。获得辽宁省科学技术进步奖二等奖1次,三等奖2次,大连市科学技术进步奖、三等奖各1次。

主编简介

毕建斌

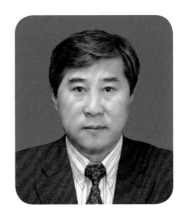

　　中国医科大学附属第一医院泌尿外科副主任、主任医师、教授，硕士研究生导师、博士研究生导师。现任中国医科大学泌尿外科研究所副所长，中华医学会泌尿外科学分会常务委员，中华医学会泌尿外科学分会微创学组及机器人学组委员，辽宁省医学会泌尿外科学分会主任委员，中国抗癌协会泌尿男生殖系肿瘤专业委员会常务委员，担任 *BJUI*（中文版）副主编，及《中华泌尿外科杂志》《中国医师进修杂志》等多个核心期刊编委，获得辽宁省首届"青年名医"称号。

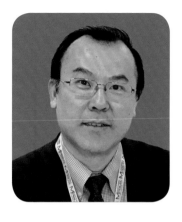

泌尿系结石，又称尿石症，是泌尿系统的常见病，也是多发病。考古学证实，几千年前的人类就已患有泌尿系结石，《希波克拉底誓言》中有尿石病相关的记录，我国中医医书中的"石淋"指的就是尿路结石。虽然泌尿系结石是良性疾病，但确实易导致一些不良甚至恶性结局，比如狭窄，器官衰竭，甚至感染死亡，如何让百姓认识、了解泌尿系结石的发生、发展、危害以及治疗和预防，由李先承、毕建斌等学者编著，人民卫生出版社出版的《泌尿系结石百问百答——科普教育手册》深入浅出的将这些问题，以百姓看得懂的文字，系统逻辑地做出了科学专业的解说。

习近平总书记指出："人民健康是民族昌盛和国家富强的重要标志"。我们国家正在全面推进健康行动。2021年是"十四五"开局之年，本书编者聚焦泌尿系结石这一影响人民健康的重大问题，积极推进健康中国这一国家战略，体现了泌尿外科人的责任与担当。

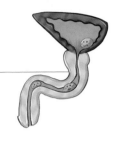

本书内容结合新药物、新技术、新方法及新理念，行文语言精炼易懂，科普解惑，指导思辨。最后祝贺《泌尿系结石百问百答——科普教育手册》的出版，希望本书为广大读者解疑答惑，开卷有益。

李建兴

2021 年 3 月

前言

　　泌尿系结石是泌尿外科最常见的疾病之一，临床发病率高，严重危害广大人民群众的身体健康，而且泌尿系结石的高复发率，对医务人员来说也是一种挑战。为了提高人们对泌尿系结石病的认识，增强其日常生活中的防病能力，医师有必要将复杂的专业医学知识采用通俗易懂、图文并茂的形式普及给大众。

　　本书采用问答的形式全面介绍了泌尿系结石的病因、症状、诊断、治疗以及预防，编排既适宜作者有针对性地论述问题又便于读者按需查找。图文并茂是本书的一大特点，基本上每个问答都配备一个图例，力求帮助读者理解深奥的医学问题，并增加阅读的趣味性。全文貌似有些零散，实则系统性兼备，避免了同类书在论述时的冗长，期望能在广大人民群众的治病与防病中起到积极作用。另外，本书也适合非泌尿专科医师和广大临床医学生翻阅，是非常好的科普教育手册。

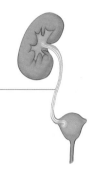

　　本书很多章节涉及学科交叉，内容跨越不同地域，采用师生合作的优势组合编写而成，希望提供给读者更有益的知识，更友好的界面。医疗科普书编写不同于医疗专著，我们经验不多，而且受时间和篇幅的限制，本书难免存在疏漏与错误，期待读者批评指正，以帮助我们臻于完美。

李先承　毕建斌

2021 年 3 月于大连

目录

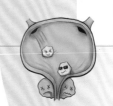

第一章
泌尿系结石的病因

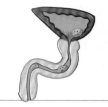

第二章

泌尿系结石的症状

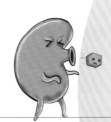

第三章

泌尿系结石的诊断

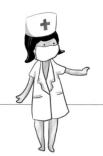

第四章
泌尿系结石的治疗

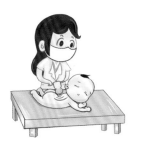

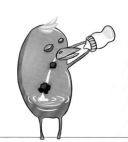

第五章
泌尿系结石的预防

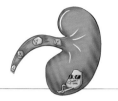

第六章

如何高效就诊

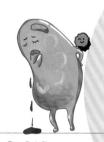

第七章

典型病例

第一章

泌尿系结石
的病因

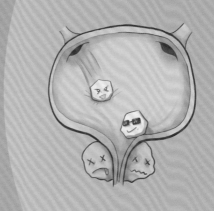

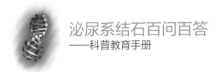
一、人体的泌尿系统是由哪些器官组成的?

泌尿系统是人体的"下水道"。由肾(水源)、输尿管(输水管道)、膀胱(水库)、尿道(排水口)组成(图 1-1)。

二、什么是泌尿系结石?

泌尿系结石又称为尿石症,是泌尿系统最常见的疾病之一。人体"下水道"长期有垃圾排不出去,就可能在肾、输尿管、膀胱甚至尿道产生结石。泌尿系结石是肾结石、输尿管结石、膀胱结石和尿道结石的统称。结石形成是人体异常矿化失控的过程,与全身细胞活动和新陈代谢有极其密切的关系,受社会、自然、种族遗传、饮食习惯、代谢疾病、用药和泌尿系异物等多种因素影响。人类历史上发现的最早的结石是考古学家在公元前 4 800 年的木乃伊中发现的膀胱结石(图 1-2)。

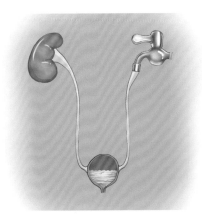

图 1-1　泌尿系统的组成

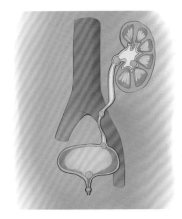

图 1-2　不同部位的泌尿系结石

三、我们的肾脏有什么功能?

人体肾脏在外形上和猪腰子十分相似,是位于腹膜后腰椎旁的一对重要器官。肾脏相当于人体的净水器,具有滤过及分泌功能,

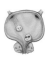

它可以产生尿液，分泌多种对人体有重要作用的化学物质，维持机体的水、电解质及酸碱平衡。正常情况下，每30分钟全身的血浆经过肾脏就会再循环滤过一次。99% 滤过液会被肾小管重吸收，此外，肾小管具有分泌功能，可以让体内很多微量元素保持动态平衡（图 1-3）。

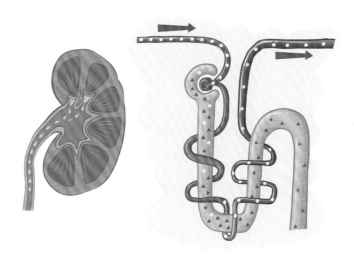

图 1-3　肾脏的功能

四、我们的输尿管有什么功能？

输尿管是一对圆形肌性长管状结构，连接肾脏和膀胱，左右各一，长 25 ~ 30cm，负责运输尿液。输尿管每分钟蠕动 5 ~ 8 次，将肾脏产生的尿液运输到膀胱。输尿管只能单向将尿液从肾脏运输到膀胱，尿液不能反流。输尿管一般有 3 个生理性狭窄，第一狭窄在肾盂输尿管移行处，第二狭窄在髂血管分叉处，第三狭窄在膀胱壁内段。输尿管的狭窄处是结石的常见滞留处。除了每个人都有的3 处狭窄外，肾盂输尿管交界处狭窄是常见的先天性疾病，输尿管末端囊肿也是输尿管比较常见的疾病，巨输尿管是一种先天性畸形，临床上不是很常见（图 1-4）。

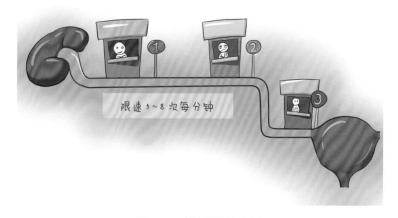

图 1-4 输尿管的功能

五、我们的膀胱有什么功能?

膀胱是一个大水库,负责储存和排空肾脏分泌的尿液。膀胱的伸缩性较大,成人正常膀胱容积是 350 ~ 500ml,最大容积可达 800ml。女性膀胱容积较男性小,新生儿膀胱容积约为 50ml,老年人因为膀胱逼尿肌功能减退,膀胱容积增大。病理条件下,比如膀胱结核时,膀胱的容积会变小,膀胱壁变厚,出现挛缩膀胱的改变(图 1-5)。

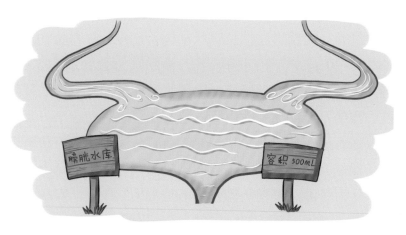

图 1-5 膀胱的功能

六、尿道结石是如何产生的?

男性尿道起于膀胱的尿道内口,止于阴茎的尿道外口,成年男性尿道长且弯曲,尿道长 16 ~ 22cm,有 3 个狭窄和 2 个弯曲,狭窄分别位于尿道内口、膜部、尿道外口,2 个弯曲分别为耻骨下弯和耻骨前弯。尿道一般情况下不产生结石,体内的结石随尿液排出时容易卡在狭窄或者弯曲处,形成尿道结石。女性尿道的特点是短、粗、直,因此结石不会嵌顿于尿道处(图 1-6)。

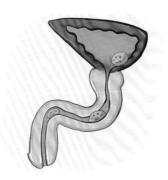

图 1-6 男性尿道的 3 个狭窄及 2 个弯曲

七、结石还要做"病理"分析? 有什么意义呢?

结石的种类五花八门,每种结石背后都有不同的病因。取出结石只是治疗结石的一个环节,最重要的是要了解结石晶体的成分,明确病因,有针对性地治疗和预防结石复发。结石成分分析可以检测出结石晶体的成分,以便提供个体化的预防建议报告(图 1-7,表 1-1)。

表 1-1 结石晶体的成分

结石晶体成分
含钙
草酸钙
碳酸磷灰
碳酸钙
非含钙
胱氨酸
黄嘌呤
尿酸盐
磷酸镁铵
基质结石 / 纤维素

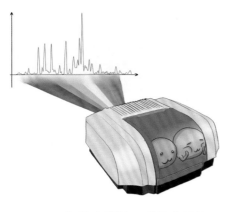

图 1-7 红外光谱结石成分分析仪

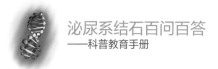

八、长结石与饮食习惯有关吗？

病从口入，但并不是吃了含有结石晶体成分的食物就会得结石，长结石主要与长期不良的饮食、生活习惯有关。高草酸饮食、低钙饮食、高钠饮食、高动物蛋白饮食、高嘌呤饮食等都会导致结石。举例来说，虽然仅有 10%～15% 的尿液草酸来源于饮食，但是大量摄入富含草酸的食物后，尿液中的草酸排泄量会明显增加，从而增加长结石的风险。嘌呤进入体内后，要进行新陈代谢，它代谢的最终产物是尿酸。尿酸可促使尿中的草酸盐沉淀，从而形成结石。无论健康人还是结石患者，食用 100g 蔗糖，2 个小时后检查他们的尿液，会发现尿中的钙和草酸浓度均上升；若是服用乳糖，会比蔗糖更能促进钙的吸收，更可能导致草酸钙在体内的积存而形成结石（图 1-8）。

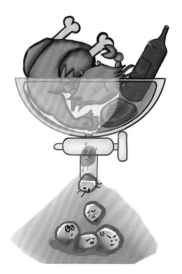

图 1-8　饮食习惯与泌尿系结石形成的关系

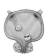

九、长结石与服用药物有关吗?

不当应用一些药物可以导致结石形成，主要有两种原因：①药物本身或其代谢产物结晶形成结石；②药物通过代谢反应诱发形成结石。表 1-2 列出了目前发现的与结石形成相关的药物，值得注意的是，并不是用了这些药就会得结石，只有不恰当应用时才会，所以，用药请遵医嘱（图 1-9，表 1-2）。

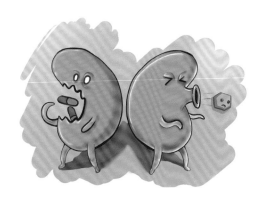

图 1-9 药物与泌尿系结石形成的关系

表 1-2 结石相关性药物

其本身或代谢产物可形成结石的药物	可诱导形成结石的药物
磺胺嘧啶	钙剂 / 维生素 D
磺胺甲噁唑	碳酸酐酶抑制剂
阿莫西林	呋塞米
头孢曲松	维生素 C
茚地那韦	促尿酸排泄药物
氨苯蝶啶	别嘌呤醇
麻黄碱	酸化药物
美沙拉秦	尼美舒利
别嘌呤醇	碱化药物
非尔氨酯	酸化药物
诺氟沙星	吡多酯
阿扎那韦	氢化可的松
环丙沙星	缓泻药

十、长结石会遗传吗?

实际工作中我们发现,有很多全家人都得结石的情况,父母给了我们生命,也可能给了我们结石体质。很多遗传性的代谢性疾病都可以使我们比其他人更容易得结石。比如,胱氨酸结石就是一种 DNA 分子遗传性疾病,这种患者肠上皮和肾小管上皮染色体病变,导致肠道和肾小管对胱氨酸吸收减少,患者会出现胱氨酸尿。由于胱氨酸在正常尿中的溶解度很低,在尿中会间断性析出晶体,最终形成胱氨酸结石(图 1-10)。

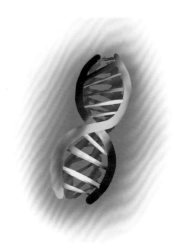

图 1-10 遗传性疾病可以导致结石形成

十一、什么样的工作容易长结石?

泌尿系结石患病与职业密切相关。高温环境下工作的厨师和炼钢工人,由于经常出汗,不能"及时、按时"排尿,饮食不规律,容易得结石。飞行员、出租车司机、地质工作者以及医务人员等因为工作性质特殊,喝水少,排尿次数少,所以也容易得结石(图 1-11)。

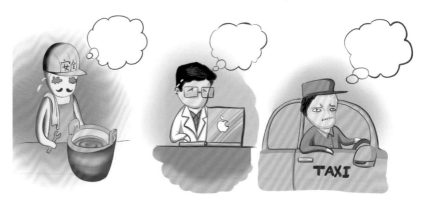

图 1-11 不同工作环境是结石形成的诱因

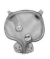

十二、泌尿系结石与地域有关吗？

泌尿系结石是全球性疾病，发病率的高低与地域有很大关系。在热带和亚热带比较多发，经济发达地区比欠发达地区多发。我国结石病的发病率也有地域性，南方高于北方，多见于长江以南、珠江三角洲、湖南南部山区、云贵地区、广西玉林地区、河南豫西地区、山东胶东地区、淮河中下游地区。沿海地区高于内陆地区。

十三、泌尿系结石与性别有关吗？

泌尿系结石与性别有关系，男性多于女性，男、女发病比率约 4～5∶1。原因一方面是男性排泄的尿酸和草酸比女性多，另一方面是男性的尿道长且弯曲，不利于结石排出。此外，雌性激素能增加尿中的枸橼酸浓度，枸橼酸能与钙形成可溶性的络合物从而减少结石形成的机会。但女性尿道与生殖器、肛门相毗邻，且女性尿道短而直，因此女性更容易得尿路感染，尿路感染是尿路结石形成的病因之一（图 1-12）。

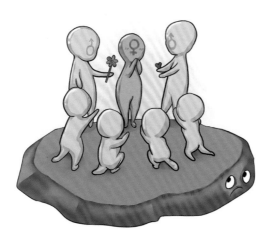

图 1-12 结石发病率男性高于女性

十四、泌尿系结石与人体哪些疾病密切相关?

泌尿系结石与甲状旁腺功能亢进症、特发性尿钙增多症、痛风、肾小管酸中毒等疾病关系密切;另外,泌尿系统的细菌感染,也可以菌团或脓块为核心形成结石;还有遗传或代谢疾病(胱氨酸结石),尿路本身疾患如尿路狭窄、前列腺增生等也与结石症密切相关(图 1-13)。代谢性结石病因的分类见表 1-3。

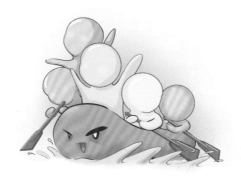

图 1-13 结石病与多种疾病相关

表 1-3 代谢性结石病因的分类

分类	疾病
草酸代谢异常	原发性高草酸尿症
	Ⅰ 型高草酸尿症
	Ⅱ 型高草酸尿症
	肠源性高草酸尿症
	继发性高草酸尿症
钙代谢异常	高血钙性高钙尿症
	原发性甲状旁腺功能亢进症
	维生素 D 中毒
	结节病
	恶性肿瘤
	皮质醇症
	制动综合征

续表

分类	疾病
	正常血钙性高钙尿症
	远端肾小管性酸中毒
	饮食性高钙尿症
	特发性高钙尿症:吸收性、重吸收性、肾性和肾漏磷性
胱氨酸代谢异常	胱氨酸尿症
尿酸代谢异常	嘌呤形成增加
	焦磷酸 - 磷酸核糖合成酶亢进
	嘌呤形成失调
	焦磷酸 - 磷酸核糖酰胺转移酶缺乏
	嘌呤再利用障碍
	次黄嘌呤 - 鸟嘌呤磷酸核糖转移酶缺乏
枸橼酸代谢异常	低枸橼酸尿症

十五、泌尿系结石与痛风的关系如何?

　　痛风患者尿液中容易形成大量尿酸结晶，导致尿酸结石产生。痛风患者得泌尿系结石的概率是正常人的 200 倍，所以平时要避免食用含嘌呤高的食物，如鱼虾、动物内脏、啤酒、豌豆、胡桃、栗子等，因为它们可以增加血中尿酸浓度。对于高尿酸血症的患者，可以多饮水、控制饮食，必要时在医师指导下服用碳酸氢钠、别嘌呤醇来降低长结石的风险（图 1-14）。不同种类食物嘌呤含量见表 1-4 ~ 表 1-8。

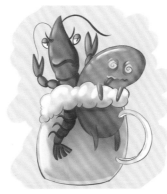

图 1-14　高嘌呤饮食增加泌尿系结石形成的风险

表 1-4　肉类食物嘌呤含量

食物名称	嘌呤含量(mg·100g⁻¹)	食物名称	嘌呤含量(mg·100g⁻¹)
鸭肝	301.5	瘦猪肉	122.5
鸡肝	293.5	鸭肠	121.0
猪大肠	262.2	羊肉	111.5
猪肝	169.5	兔肉	107.6
牛肝	169.5	牛肉	83.7
鸭心	146.9	牛肚	79.0
猪肺	138.7	猪脑	66.3
鸡胸肉	137.4	鹅	33.0
猪肾	132.6	猪皮	29.8
猪肚	132.4	猪血	11.8
鸡心	125.0		

表 1-5　海鲜类食物嘌呤含量

食物名称	嘌呤含量(mg·100g⁻¹)	食物名称	嘌呤含量(mg·100g⁻¹)
蚌蛤	436.3	虾	137.7
白带鱼	391.6	鲫鱼	137.1
蛤蜊	316.0	海带	96.0
泥鳅	247.0	乌贼	89.8
牡蛎	239.0	梭子蟹	81.6
白鲳鱼	238.1	大闸蟹	81.0
鲢鱼	202.4	鱼丸	63.2
乌鱼	183.2	小龙虾	60.0
鳗鱼	159.5	桂花鱼	55.0
虾米、虾皮、蟹黄	150.0	海蜇皮	9.3
草鱼	140.3	海参	4.2
螃蟹	138.4		

表 1-6 干果坚果类食物嘌呤含量

食物名称	嘌呤含量(mg·100g^{-1})	食物名称	嘌呤含量(mg·100g^{-1})
花生	96.3	瓜子	24.2
白芝麻	89.5	龙眼干	8.6
腰果	80.5	核桃	8.4
黑芝麻	57.0	黑枣	8.3
莲子	40.9	红枣	6.0
栗子	34.6	葡萄干	5.4
杏仁	31.7		

表 1-7 豆制品食物嘌呤含量

食物名称	嘌呤含量(mg·100g^{-1})	食物名称	嘌呤含量(mg·100g^{-1})
黑豆	137.4	熏干	63.6
黄豆	116.5	豆腐	55.5
豌豆	75.7	红豆	53.2
绿豆	75.1	豆浆	27.8
豆腐干	66.5	豆芽菜	14.6
千张	66.5		

表 1-8 其他类食物嘌呤含量

食物名称	嘌呤含量(mg·100g^{-1})	食物名称	嘌呤含量(mg·100g^{-1})
鸡精	518.0	普通酱油	25.0
黑木耳(干)	166.0	味精	12.3
火锅汤	150.0	黑木耳	8.8
黄酒	100.0	红酒	5.0
银耳	98.9	番茄酱	3.0
啤酒	79.3	白酒	2.0
酱油(海鲜)	58.0	蜂蜜	1.2

十六、肾结石是怎样形成的?

肾结石的病因、形成过程十分复杂。一般认为肾结石是晶体物质(如钙、草酸、尿酸、胱氨酸等)在肾脏的异常聚积所致,90%含有钙,其中草酸钙结石最常见。常见影响因素包括:①身体代谢异常、酸碱平衡失调;②药物因素:长期服用在尿液中浓度高而溶解度低的药物;③尿路病变:尿路感染、尿路梗阻。此外,还包括气候因素:气温升高,排汗和呼吸丢失的水分增加,尿液浓缩,可促进肾结石的发生;饮食习惯:水分摄入不足,增加发生肾结石的风险(图 1-15)。

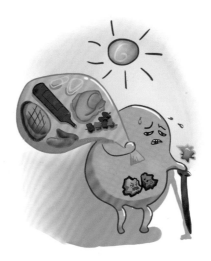

图 1-15 结石病与饮食、环境、疾病、药物等有关

十七、输尿管结石有什么危害?

人们常常说的尿路结石一般是指输尿管结石,最典型的表现是十分剧烈的腰痛或者腹痛,往往伴随尿中带血。这种剧烈疼痛会让患者立即寻求就医,不容易造成特别严重的问题。但是有一部分输尿管结石十分隐匿,一开始没有明显的症状,长期存在会导致肾积水、肾积脓,对肾功能造成严重不可逆的损害,甚至危及生命。最

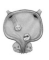

可怕的是双侧输尿管结石，很容易导致急性肾功能不全，危及患者生命安全，一旦发现应立即住院治疗（图1-16）。

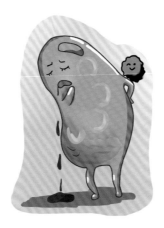

图 1-16 结石可导致疼痛、血尿、肾损害等

十八、膀胱结石是怎样形成的？

膀胱结石的形成有两种原因：第一种是肾结石排出，下降至膀胱；第二种是因良性前列腺增生、膀胱颈部梗阻、尿道狭窄、膀胱膨出、膀胱憩室、膀胱肿瘤、神经性膀胱功能障碍、长期卧床等原因导致排尿障碍，使尿盐结晶沉积于膀胱而形成（图1-17）。

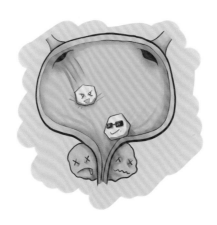

图 1-17 膀胱结石与尿路梗阻因素有关

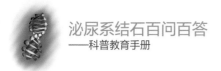

十九、饮酒对泌尿系结石有什么影响?

酒按照商业经营分白酒、黄酒、果酒、药酒和啤酒五大类,大量饮酒会影响肾小管的重吸收能力,亦可引起肾间质纤维化,从而通过影响全身水代谢导致泌尿系结石形成。另外,啤酒被身体吸收后会分解成尿酸。喝啤酒的人体内通常会含有高浓度的尿酸,是因为酿啤酒的麦芽汁中含有钙、草酸、乌核苷酸和嘌呤核苷酸等酸性物质,它们相互作用,可使人体内的尿酸增加,成为泌尿系结石发生的重要诱因(图1-18)。

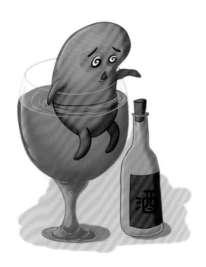

图1-18 饮酒可导致肾结石

二十、长结石跟吸烟有关系吗?

吸烟可能导致结石。流行病学调查显示,吸烟者肾结石的发生率明显高于非吸烟者。因为香烟中的重金属镉和自由基均可诱发结石。此外,大量吸烟还会对身体其他器官产生损害,引起机体代谢异常,从而影响尿液成分,诱发结石(图1-19)。

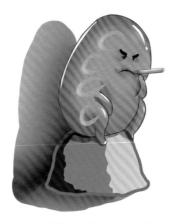

图 1-19　吸烟易导致泌尿系结石形成

二十一、结石患者可以喝茶吗?

非草酸成分肾结石患者可以适当喝茶,但是不可以喝浓茶。因茶叶当中富含草酸,对于含草酸成分的结石患者,更不宜喝浓茶。通常红茶、生茶草酸含量高,熟茶草酸含量低。平时不常喝茶的朋友完全不用担心茶叶中草酸带来的影响。经常饮茶、身体健康的朋友,只要掌握合适的冲泡方法,即使每日饮用也不必过于担忧肾结石的风险。所以,对于结石患者、身体功能不佳的朋友以及孕妇等特殊群体,建议不要每日过多饮茶、饮浓茶(图 1-20)。

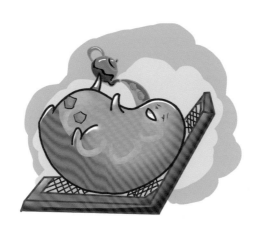

图 1-20　结石患者不宜喝浓茶

第二章

泌尿系结石
的症状

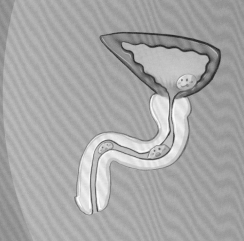

二十二、尿路长结石会有哪些症状?

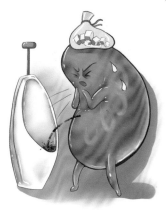

图 2-1　泌尿系统结石的症状

大多数结石患者都是以腰痛为主诉就诊，疼痛性质可能为隐痛、胀痛、"刀割样"的绞痛。一般结石卡时间较长或者结石比较大、卡住不动时会表现为胀痛，大多数患者可以忍受；如果是小结石在尿路里翻滚就会引起难以忍受的绞痛。因此疼得越厉害反而也可能是个好事，因为症状比较轻或者没有症状的，病情往往可能已经发展很长时间，变得复杂了。有的患者还会伴随发烧、恶心、呕吐、尿频、尿急、活动后血尿等症状（图 2-1）。

二十三、尿路长结石会不会引起尿闭，也就是少尿或无尿?

当两侧连接肾脏与膀胱的高速路完全被结石堵死，或孤立肾或唯一有功能的上尿路被堵死时，肾脏产生的尿液无法排出，就叫做尿闭。这种情况非常危险，会导致急性肾衰竭，常伴有恶心、呕吐、贫血、水肿等，最终发展为尿毒症（图 2-2）。

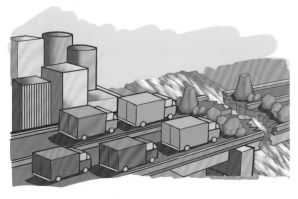

图 2-2　结石引起尿闭，代谢废物无法排出

二十四、尿路里的结石为什么会引起剧烈的肾绞痛?

有两种原因会导致达到 10 级疼痛的肾绞痛。第一种是因为小结石在输尿管里滚来滚去,刺激肾盂或输尿管"抽筋",努力地想把结石排出去,像"生孩子"一样,从而引起剧烈的刀割样疼痛;第二种是由于结石引起梗阻,肾里的尿液无法排出,导致肾里的压力越来越高,肾包膜肿胀或者尿外渗,从而引发肾绞痛(图 2-3)。

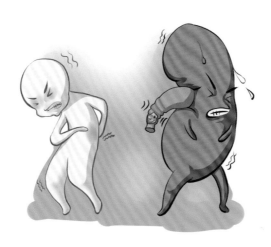

图 2-3　结石刺激黏膜引起输尿管痉挛,尿路梗阻导致肾盂内压力高
导致肾包膜肿胀或尿外渗,二者均可引起剧烈肾绞痛

二十五、尿路里的结石为什么会引起尿频、尿急、尿痛?

尿频、尿急、尿痛统称为膀胱刺激症状。一方面,当结石位于输尿管下段,尤其是输尿管与膀胱"接头"的地方,或位于膀胱里时,会刺激膀胱给大脑一个信号反射,从而产生尿意。因此经常会听到结石患者说:"大夫,我每次想上厕所都尿不出来,只尿不点儿。"这就是膀胱刺激症状引起的。另一方面,尿路结石会引起尿路感染,炎症刺激膀胱也会产生同样的感觉(图 2-4)。

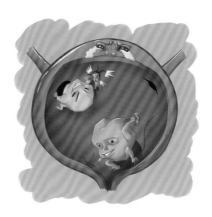

图 2-4　结石本身以及结石继发的尿路炎症会引起膀胱刺激症状——
尿频、尿急、尿痛

二十六、得了结石一定会尿血吗？

　　不一定。血尿通俗讲分为两种：一种是显微镜下可以找到红细胞的血尿，称为镜下血尿；另一种则是肉眼血尿，即我们能看见尿液是红色的。结石反复摩擦尿路表面黏膜或合并炎症时往往会引起血尿，但并不绝对。比如，当结石在输尿管卡住不动或结石刺激引起输尿管剧烈痉挛时，上尿路的尿液暂时无法排入膀胱，就会导致肾绞痛发作后第一次排尿时没有血尿，但第二次或接下来几次可能出现血尿，导致血尿间断发作，这种病例约占 20% 左右（图 2-5）。

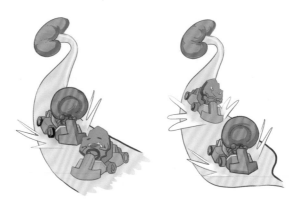

图 2-5　当结石梗阻严重或输尿管剧烈痉挛时，血尿呈间断发作

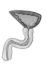

二十七、有些尿路结石患者为什么会发烧？

当结石造成尿路堵塞时，尿液的排泄不畅会造成尿路感染，或患者原本有感染，是细菌的代谢产物形成了结石，这些都可能出现局部的炎症或尿中的细菌进入血液中，导致体内防御系统启动的情况，患者会表现出体温升高、白细胞增多，多伴有畏寒、寒战，最严重的会出现脓毒血症，甚至感染性休克，相当凶险。所以结石患者如果合并发烧，一定要及时至医院就诊，千万不能当成普通感冒在"小诊所"打打吊瓶，延误病情（图 2-6）。

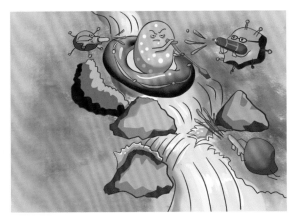

图 2-6 细菌及细菌代谢产物会引起局部炎症或脓毒血症，

引起发热，甚至感染性休克

二十八、尿路长结石还能引起尿毒症？

是的！尿毒症就是肾衰竭，分为急性与慢性。当结石堵塞输尿管，尿液无法顺畅排泄就会导致急性肾衰竭；但此时肾脏分泌尿液的功能还在，肾脏一边分泌一边吸收，会导致肾盂内压力逐渐升高，最终将肾憋坏，发展为慢性尿毒症。因此，当尿路长了结石一定要及时治疗，不要养虎为患（图 2-7）。

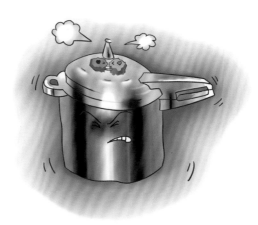

图 2-7 泌尿系结石引起肾后性梗阻，尿液无法排出，将肾憋坏

二十九、肾绞痛时为什么会引起呕吐？

肾绞痛引起的呕吐并不是胃肠道的问题，因为疼痛时我们的全身肌肉会反射性紧张。首先肚子上的肌肉紧张引起肚子里压力升高，接着胃肠道上的平滑肌会跟着强烈收缩或痉挛，当胃平滑肌收缩力超过食管括约肌时，胃实在憋不住了，就会引起呕吐（图 2-8）。

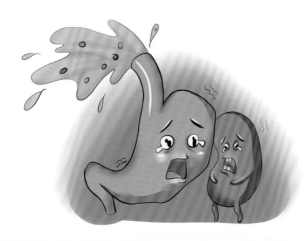

图 2-8 肾绞痛时胃肠道平滑肌及腹肌都会紧张收缩，导致胃肠道压力增高，引起呕吐症状，因此泌尿系结石患者发生肾绞痛的同时多数伴有恶心、呕吐等胃肠道症状

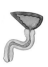

三十、患泌尿系结石会影响性生活和生育吗?

　　老百姓常认为长了结石出现腰酸背痛就是"肾虚"了,肾虚必然会引起生育困难或影响性生活。其实不然,中医所说的"肾虚"的确会影响性生活及生育,但我们西医中的肾就单纯指肾脏,主要功能是排尿,只要不发生肾衰竭是不会影响性生活和生育的。有些患者由于反复的肾绞痛、血尿可能会出现贫血或全身情况较差,如果精神负担也较重,则可能出现性生活不和谐,这属于功能性阳痿(图 2-9)。

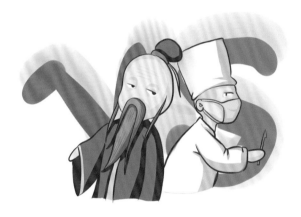

图 2-9　泌尿系结石可能会造成功能性阳痿,但并非"肾虚"

三十一、泌尿系统长结石一定会有症状吗?

　　不一定!比如肾盂内的小结石或输尿管内卡着比较大的结石,结石不动或卡得严严实实,没有造成肾盂或输尿管平滑肌痉挛,就不会出现肾绞痛或血尿症状。因此疼痛从某种意义上讲是好事,给我们一个生病了的信号,督促我们去医院看病。换句话说,没有症状的往往就诊时病情已经很复杂了,因此定期体检很重要!那么,哪些没有症状的肾结石患者需要密切随访复查呢?根据欧洲泌尿协会指南建议,所有无症状肾盏结石患者都要进行密切随访,尤其对于结石最大径 > 5mm、糖尿病、高尿酸血症以及非下盏肾结石患者,建议进行规律的长期定期门诊复查，及时积极干预，防止病情复杂化（图2-10）。

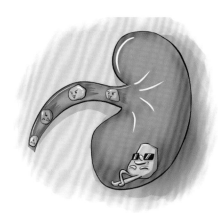

图2-10　嵌顿较严重的结石或肾盂内结石不会引起肾盂输尿管平滑肌痉挛导致
肾绞痛，因此泌尿系结石不一定有症状，要定期体检

三十二、结石还会引起癌变？

　　谈到结石，很多人不在乎，认为这只是个小毛病，尤其当结石没有引起任何症状时更不当回事，殊不知正是这种不起眼的结石，实际上相当于"定时炸弹"。因为嫩嫩的尿路上皮黏膜被结石长期刺激有可能发生癌变，好比人的手掌长期干活摩擦会起一层厚厚的老茧一样。因此要定期体检，及时治疗，未雨绸缪（图2-11）。

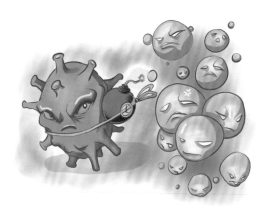

图2-11　泌尿系结石相当于"定时炸弹"，长期刺激黏膜可能导致癌变

第三章

泌尿系结石
的诊断

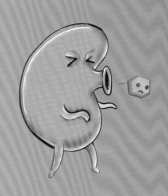

三十三、泌尿系结石最常用的筛查手段是什么？

常用的筛查手段分成检验和检查项目。最常见的检验项目就是尿常规，也就是检验 10ml 尿液。如果有尿路结石，结石会与输尿管壁摩擦，划破输尿管黏膜，尿液中就能查到红细胞。一般而言尿会呈洗肉水颜色，但是也有的患者肉眼看不到血尿，表现为显微镜下的血尿，也可以作为诊断依据。最常见的检查项目是超声，但有时因为肠管积气的影响，会干扰超声对输尿管结石诊断的准确性。X 线平片也是比较常见的手段，只是有一些透光的阴性结石在 X 线平片上会被漏诊，这时需进一步进行 CT 检查，包括 CT 平扫、CT 尿路成像（CTU）（图 3-1，图 3-2）。

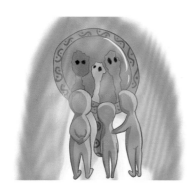 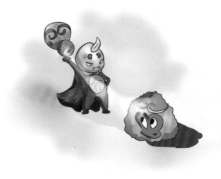

图 3-1 超声是最常见的筛查手段　　图 3-2 影像学检查让泌尿系结石无处可逃

三十四、超声和 X 线平片、CT 哪个检查更好？

三种检查手段各有千秋，超声是最安全的检查，孕妇也能做。超声可以发现 X 线平片发现不了的阴性结石，X 线平片可以发现超声看不清的输尿管中段结石，二者可以互补。超声检查需要憋尿，尤其是当结石位于输尿管壁内段时，膀胱必须充盈得非常好，才能更好地发现。X 线平片检查不需要憋尿，但是过多的肠胀气会影响成像质量；且输尿管下段的结石，有可能和髂骨融合，导致诊断精确性受影响，这时就需要 CT 检查（图 3-3）。

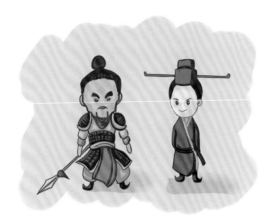

图 3-3 超声和 X 线平片各有利弊，相互补充

三十五、做泌尿系统相关检查需要空腹吗？

原则上，做泌尿系相关检查不需要空腹，特别是 CT 检查，吃不吃饭对检查结果基本是没有影响的，这是因为泌尿系统是腹膜外位器官，受肠道内食物伪影影响小，但如果你吃得太多加上消化不好，食物消化后肠道里的肠气可能影响超声和 X 线平片成像的准确性（图 3-4）。

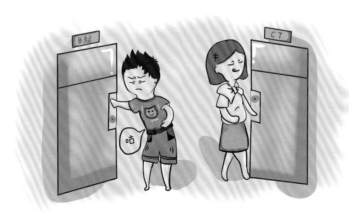

图 3-4 泌尿系统影像学检查基本无需空腹

三十六、普通 CT 就可以诊断结石为什么还要做 CT 尿路造影（CTU）？

因为 CTU 对疾病的诊断帮助很大。CTU 检查是把显影剂（造影试剂）注射到血管内，通过肾脏排泄过程显示尿路全程影像；CT 扫描获得的原始数据经后期处理，可以去除对泌尿系显形产生遮挡的结构，并经适当地旋转图像，选择最佳的角度观察，增加诊断的敏感性和准确性。CTU 不仅可以发现结石还可以发现除结石以外的泌尿系肿瘤、输尿管狭窄等其他疾病，进而对复杂病情进行精确诊断，对先天性泌尿系疾病如马蹄肾、异位肾、双肾盂肾盏畸形诊断价值更高（图 3-5）。

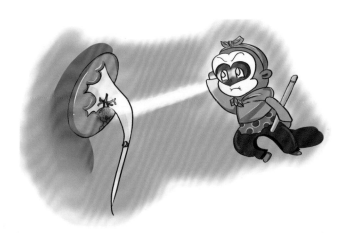

图 3-5　CTU 可发现或鉴别各类泌尿系统疾病

三十七、妊娠期妇女出现腰痛怀疑泌尿系结石可以做哪些检查？

其实对于怀孕的准妈妈们，超声、单次的低剂量 CT 都是可以的，X 线平片对妊娠 28 周后的胎儿影响不大，但谨慎起见，还是做个超声就可以了。超声可以检查出大于 5mm 的肾结石，超声检查结合尿常规检验，基本可以明确结石诊断，必要时也可行磁共振水成像检查（MRU），其优点是没有辐射，而且不需要造影剂就能够明确尿路梗阻的原因（图 3-6）。

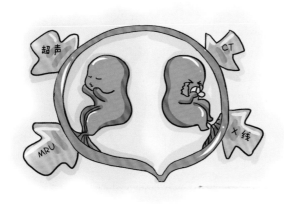

图 3-6 妊娠期妇女行超声检查最安全便捷

三十八、小儿患泌尿系结石如何诊断?

因为小儿不能准确地表达症状，加上查体不配合，小儿泌尿系结石往往容易延误诊断和治疗。小儿肾结石多数有典型的肾绞痛，继之出现血尿，小儿表现为哭闹不安、烦躁、面色苍白、出冷汗。输尿管结石症状和肾结石相似，以肾绞痛和血尿为主，偶有尿频、尿急、尿痛症状。膀胱结石主要症状为尿痛、排尿困难，仰卧位时可能得到缓解，站立时排尿剧痛，小儿牵拉阴茎等。典型症状为排尿时尿流突然中断，同时出现剧烈的后尿道和会阴的疼痛，放散到阴茎头。尿道结石多位于后尿道，一般来自上尿路，引起尿痛和排尿困难。总之，如果出现上述症状，就要警惕是否有结石病的可能。可以行尿常规和泌尿系超声或者 CT 检查，一般可以明确诊断（图 3-7）。

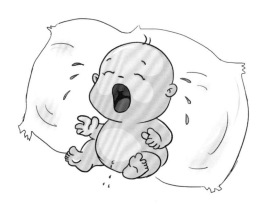

图 3-7　小儿患结石以哭闹为主要表现

三十九、肾动态显像是什么？

肾动态显像是"弹丸式"地向血管内注入显影剂，动态地显示肾脏形态、血流、肾脏功能及通畅性的检查，相比于抽血化验更加准确、全面，而且既能评价总的肾功能，也可以分别评价左右肾各自的功能。打个比方说，左、右肾两兄弟同时干活，抽血化验只能知道总体的工作情况，不能知道兄弟二人究竟谁干得多、谁干得少，这时候就要靠肾动态显像来给出明确的答案。在临床上，根据肾动态显像检查结果可判断是否需要切除无功能的肾脏，以及患有疾病的肾脏应该选择何种治疗方式（图 3-8）。

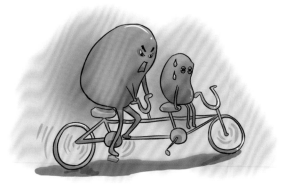

图 3-8　肾动态显像能更准确全面评价分肾功能

四十、基因检测在泌尿系结石诊断中的作用如何？

众所周知癌症可能会遗传，同样，结石病也可能会遗传。现已发现与泌尿系结石有关的致病基因达 30 多种，基因检测可以发现这些遗传基因，并进行针对性地治疗。比如原发性高草酸尿症 I 型就是一种比较罕见的常染色体隐性遗传病，6 万～12 万小儿中会有 1 例患者，表现为肝脏中缺少丙氨酸乙醛酸氨基转移酶导致内源性草酸合成增加。此外，还有胱氨酸尿症、特发性高钙尿症

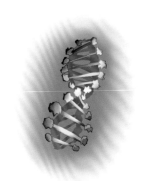

图 3-9　基因遗传病可以导致泌尿系结石形成

等。对于这些基因遗传病，可以通过把外源性基因片段导入靶细胞或组织的方法纠正或补偿基因缺陷，封闭或抑制异常基因的表达，达到治疗的目的（图 3-9）。

四十一、什么叫阴性结石？

常规结石因含有钙成分，可以在 X 线平片上显影，含钙量越高的结石，显示就越清楚。阴性结石是指 X 线平片上不显影的结石，如不含钙的纯尿酸结石和纯胱氨酸结石。对于阴性结石，超声和 CT 检查是可以被发现的（图 3-10）。

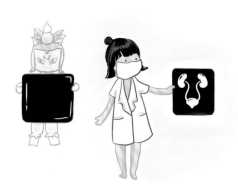

图 3-10　X 线平片无法发现阴性结石

第四章

泌尿系结石
的治疗

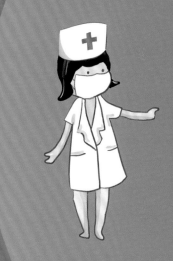

四十二、什么情况下，肾结石必须手术治疗？

并不是所有的肾结石都要动手术，但出现以下情况时还是要及时就诊处理的：①药物或者体外冲击波治疗失败的肾结石；②反复出现肉眼血尿或有腰痛的；③结石堵塞了肾里面某个"小房间"的出口，导致局部有积水的；④肾结石同时合并其他肾脏疾病，如肾盂旁囊肿，肾肿瘤的；⑤每年复查发现结石有显著增大趋势的；⑥特殊类型肾结石，包括马蹄肾、孤立肾等合并肾结石（图4-1）。

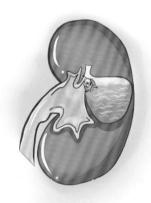

图 4-1　结石堵塞肾盏出口导致局部积水

四十三、现有医疗条件下，治疗肾结石有哪些手术方式？

提起手术，您可能首先想到的是长长的刀口和漫长的恢复期，但其实开刀取石只是其中的一种手段，现在的医疗水平已经有了质的飞跃，治疗肾结石，有很多种微创方式。比如：输尿管软镜——"寻门而入"，像蛇一样，无刀口，无创伤，且随着当代"医工结合"的发展趋势，我国自主研发的机器人辅助输尿管软镜也逐渐崭露头角，能够提高手术操作的简易性、稳定性，减少手术并发症，使医师更加舒适地做手术；经皮肾镜——肾上打个洞，结石去无踪；腹腔镜——"给肾脏做剖腹产"，同样创伤小，恢复快；以及软镜联合经皮肾镜等等。总之，90%以上的手术都不需要开刀了（图4-2~图4-4）。

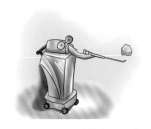 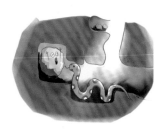 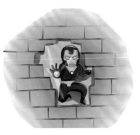

图4-2 医工结合——机器人辅助输尿管软镜

图4-3 软镜会拐弯——自然腔道可进入

图4-4 经皮肾镜效率高——要在肾上打个洞

四十四、什么情况下，输尿管结石必须手术治疗？

输尿管结石看似不大，但却可能造成严重的肾功能损害，很可能在不疼不痒的情况下已经把肾"憋坏了"，因为一块小结石，丢掉一个肾，值得吗？那么什么情况下需要做手术处理呢？①经过药物排石或体外碎石治疗效果不好，仍然排不出来的，尽早手术；②输尿管结石同时还合并有息肉或输尿管狭窄等畸形的，需要手术；③同时有比较严重的感染或肾积水，必须手术；④双侧输尿管结石，尽早手术（图4-5）。

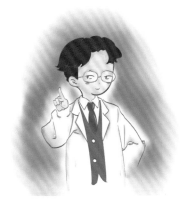

图4-5 结石小、危害大、您可别大意

四十五、输尿管共 26cm 长，不同位置的输尿管结石治疗 方法相同吗？

人体的输尿管是管道样结构，可以人为将它分成上、中、下三段，不同位置的输尿管结石治疗手段也是不同的：①输尿管上段的结石首选输尿管软镜或经皮肾镜，但结石比较大或同时合并有输尿管畸形的，应选择腹腔镜切开取石，同时处理输尿管的问题；②输尿管中段和下段的结石，可选择输尿管硬镜碎石；③理论上讲，任何一段的输尿管结石都可以尝试体外冲击波碎石，但前提条件是能定位瞄准结石、输尿管条件好、结石在 1.5cm 以下、结石不是很硬、患者不是很胖（图 4-6）。

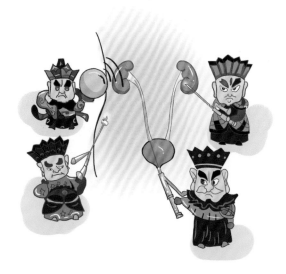

图 4-6　各种手段，让结石无处可逃

四十六、我得了膀胱结石，医师为什么还要动我的前列腺？

其实膀胱结石只是一个表面现象，它形成的根本原因是膀胱的出口梗阻，说白了就是排尿不通畅。老年男性出现的膀胱结石，如果没有尿道狭窄的话，多数都是前列腺增生导致的。所以，治病不光要"治标"，更重要的是"治本"，如果只处理膀胱结石而不处理前列腺增生的话，膀胱结石是很容易复发的（图4-7）。

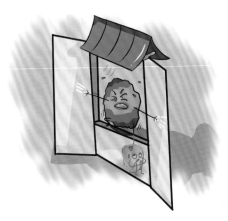

图 4-7　前列腺增生造成膀胱出口的"门槛"抬高

四十七、尿道结石如何治疗？

尿道结石基本上都是从上面排出来后堵在尿道里的，患者会有明显的疼痛、血尿和排尿不畅，治疗方面首先要下个导尿管，把尿道结石推到膀胱里，先解决排尿的问题，尽快缓解患者的痛苦，后期再下镜子把结石打碎取出来。如果结石马上要排出来了，在尿道口能看到了，也可以在局麻下直接取石（图4-8）。

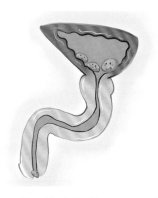

图 4-8　结石堵塞尿道，需要马上处理

四十八、泌尿系结石必须手术吗？

首先说肾结石，如果肾里面的结石在 1cm 以下，平时没有症状，每年体检没有变大趋势，也没有积水，可以先等等，随诊观察，但平时要多喝水，定期复查；输尿管结石，如果没有严重的肾积水、感染等情况，且结石在 0.6cm 以下，可以采取保守治疗的办法，就是多喝水，多活动，促进结石排出，再大的结石就要体外碎石甚至手术治疗了；膀胱结石和尿道结石，理论上讲都要手术处理，尤其是合并有前列腺增生或尿道狭窄等情况时（图 4-9）。

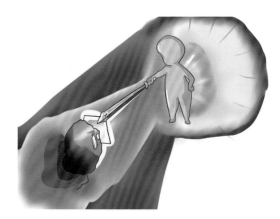

图 4-9　处理结石，手段多多

四十九、治疗结石有民间偏方吗？中医药在泌尿系结石治疗中的作用是什么？

"民间偏方"顾名思义是老百姓民间流传、不见历代的药学典籍记载，未经有关部门审查的非正统的药方，也叫"秘方"。偏方疗效会因时令、地域和各人的身体状况不同而异，若不加辨证分析，乱用"偏方"可能会造成不为人知的危害，所以建议于正规医疗机构就诊治疗。泌尿系结石属于中医"砂淋""血淋"、"石淋""腰痛"范畴，其形成大都认为是肾虚、膀胱气化不利、湿热蕴结于下焦，尿液受其煎熬，浊质凝结成石。中医药排石旨在加速排石，控制感染，改善症状，保护肾功（图4-10）。中医药在泌尿系结石治疗中的作用见表4-1。

表4-1　中医药在泌尿系结石治疗中的作用

小体积结石—中医药辨证论治—保守排石

静止期结石—中医体质辨识—慢病管理

体外碎石—中医药排石—促进碎石排出、防治并发症

手术碎石—中医快速康复—控制并发症、缩短住院时间

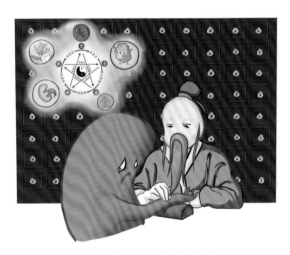

图4-10　中医中药，博大精深

五十、尿酸石如何用药物溶石治疗？

可以服用碱化尿液的药物，比如碳酸氢钠或枸橼酸氢钾钠等，后者是现在临床应用最多的。可以考虑溶石治疗的前提条件是结石比较小，在1.5cm以下，没有肾积水等情况，可每日服用药物，并使用药品中自带的试纸监测尿液酸碱度。除了吃药还要多饮水，控制饮食，避免进食含嘌呤高的食物，如动物内脏，海鲜等（图4-11）。

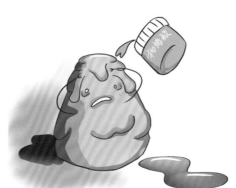

图 4-11　尿酸结石，可被溶解

五十一、感染性结石如何治疗？

　　感染性结石是泌尿系结石中最容易复发的结石，让患者和医师都"苦不堪言"。而且感染性结石往往都比较大，需要手术治疗。根据患者具体情况，可选择输尿管软镜手术或经皮肾镜取石手术等。手术前要根据尿液培养结果应用敏感的抗生素，等尿里面感染控制好了再手术。当然，不能只治不防，手术出院后还要继续口服敏感的抗生素 8 周左右，并且定期复查尿液常规和尿培养。根据尿培养具体结果决定服药时间和种类，一定不要自己滥用抗生素药物，以免细菌产生耐药性，变得愈加强大（图 4-12）。

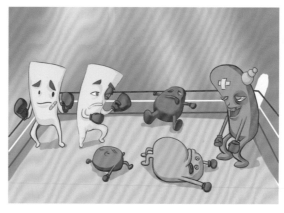

图 4-12　抗生素和细菌的"战斗"

五十二、什么样的结石适合体外冲击波碎石？

　　一般来说，急性发作的输尿管结石及体积不大的肾结石都可以先尝试体外碎石。影像学检查提示肾结石不超过 2cm，也就是不超过花生米大小时可以尝试，直径超过 1cm 的输尿管结石可能就需要多次碎石。肾盏结石选择体外碎石比较困难，因为碎石力量大了会导致肾出血。肾积水很重的输尿管结石，梗阻时间已经太久了，选择体外碎石治疗效果可能不太理想（图 4-13）。

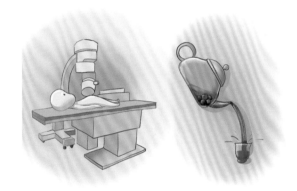

图 4-13　泌尿系结石首选治疗方式——体外碎石

五十三、哪些人不适合做体外冲击波碎石治疗？

　　以下几类人不适合做碎石：

　　1. 体型比较胖、脂肪较厚的患者，结石小并且输尿管扩张不太明显，碎石定位比较困难，很难保证碎石效果。

　　2. 血压控制不好（超过 180mmHg），近 3 天血糖控制不好（空腹超过 10mmol/L），肾功能较差的患者，不适合做碎石，为了避免发生意外，建议住院治疗比较安全。

　　3. 存在血液疾病，凝血功能不好的患者不适合做碎石，包括正在口服阿司匹林，氯吡格雷等抗凝药的患者，需要停药 1 周才可以进行碎石，但能否停药需要先去问问大夫，不可擅自停药。

4. 如果患者正在发烧，或者觉得浑身发冷，需要血、尿常规检查确定是否存在感染，不可以盲目碎石。

5. 如果检查发现两侧输尿管都有结石，两侧都有积水，那么不要犹豫了，赶紧住院吧！

6. 孕妇是绝对不能做碎石的！

7. 年龄较大的男性患者，排尿不太顺畅，如果膀胱内有很多结石，选择体外碎石效果不会太理想。

8. 由于体外冲击波碎石机器中的电磁场可能会对起搏器造成干扰，引起起搏器故障，佩戴起搏器的患者需住院手术治疗（图4-14）。

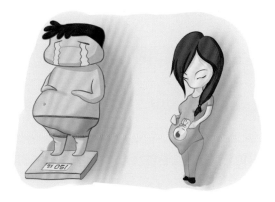

图 4-14　体外碎石禁忌证

五十四、体外冲击波碎石术后需要注意什么？

做完体外碎石，患者可以将40度水装入水袋内热敷患侧腹部，缓解输尿管痉挛。每天喝大约 2 000ml 水，这样才有足够的尿液将粉碎的小结石冲出来。另外，青年人可以多做一些蹦跳的运动，老年人可以适当采取散步等方法，也能促进小结石尽快排出。这期间还可能出现和碎石前一样的疼痛感，不要慌，这是由于小结石在往下运动，可以口服止疼药，或者注射止疼药和解痉药，很快就会缓解，如果出现发烧，那就赶紧到医院就诊（图4-15）。

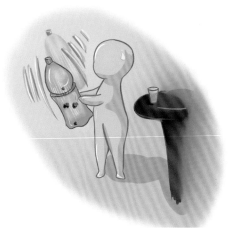

图 4-15 体外碎石术后注意事项

五十五、体外冲击波碎石有副作用吗?

体外碎石很安全,对患者基本没有什么伤害,一般做完会有点血尿,很快就可以消失,还有的患者做完皮肤会有些小的破损或者血泡,一般不用处理,1 周后就会恢复正常。但对需多次碎石治疗的患者,同一位置的结石两次碎石之间至少要间隔 1 周,否则可能会对身体造成不必要的损伤(图 4-16)。

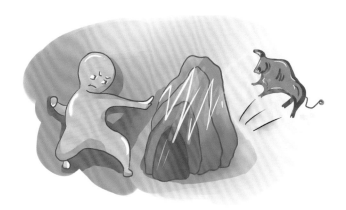

图 4-16 体外碎石安全有效,副作用少

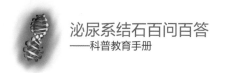

五十六、为什么我做完体外碎石后还是特别难受？

前面说到，碎石后结石其实并没有马上消失，而是变小了，之后需要慢慢等它们排出来。而在排石过程中患者可能会出现没有食欲、排气和排便次数减少、腹胀甚至出现呕吐、剧烈绞痛等症状。此时不要过度担心，等已经粉碎的结石全部排出来就好了。

五十七、一辈子可以做几次体外碎石？

体外碎石可以反复做，但也是有次数限制的。如果一块结石做了3次碎石后，结石的形状仍没有明显变化，尤其是位于输尿管的结石，如果已经导致重度肾积水时，就不要再盲目碎石了，需要及时手术。另外也要找一下病因，为什么总长结石，防大于治，预防是关键（图4-17）。

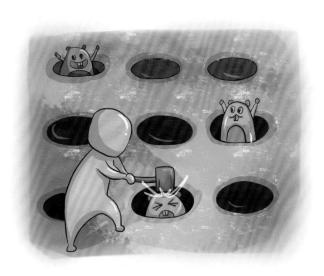

图4-17 体外碎石可反复做，但要遵循医嘱

五十八、孩子那么小为什么会长结石？

有些小儿生下来泌尿系统就与众不同，存在泌尿系畸形，或者患有代谢性遗传病，这些都可以导致尿路结石。另外，不合理的饮食，如 2008 年三聚氰胺事件，或者挑食，还有感染以及不合理用药也能导致小儿长结石（图 4-18）。

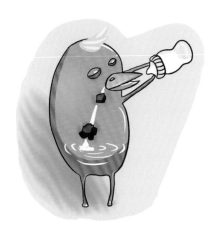

图 4-18 小儿泌尿系结石病因多种多样

五十九、小儿得了结石有哪些办法可以治疗呢？

小儿结石治疗上和大人差不多。首先，建议大量饮水，稀释尿液，根据结石的种类和尿液的酸碱度调节饮食；其次，口服排石药物；再次，考虑体外碎石，而且因为小儿的输尿管弹性比较大，排石能力比大人还要强，所以小儿得了结石，可以优先考虑做体外碎石。如果上述方法治疗效果均不理想时，再考虑手术治疗。

六十、小儿做体外冲击波碎石安全吗？

安全。因为多数小儿的结石形成时间较成人短，一般质地更脆，而且小儿身材小、组织器官薄，对体外碎石机传导能量影响小（碎石机发出的能量通过人体将聚焦在结石上，在这个过程中人体组织对能量是有消减的），所以一般很小的能量，很少的次数就能把结石打碎，对小儿来说，碎石是很安全的（图 4-19）。

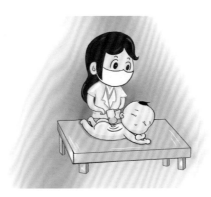

图 4-19 体外碎石对于小儿安全性高且效果良好

六十一、小儿做完体外碎石后要注意什么?

做完碎石后要注意小儿的尿量、尿色和有无不适。要让小儿多喝水，多去玩耍。由于结石很快就能排出体外，所以家长要注意小儿的每一泼尿，沉淀一下，或者注意观察纸尿裤上有没有细小的结石颗粒，收集起来可以做一下结石成分分析，知道成分之后也好去预防，尽量让小儿不再长结石（图 4-20）。

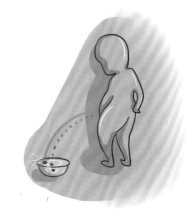

图 4-20 小儿碎石后注意事项

六十二、小儿做体外碎石时哭闹不配合怎么办?

大多数年龄小于 10 岁的小儿做体外碎石时最大的问题就是哭闹不能配合，这时就需要家长尽量安抚小儿情绪，也可以提前领小儿熟悉碎石室的环境、机器，多和医护人员交流。同时可能需要儿科大夫帮忙进行一个短时间的镇静，或者需要麻醉医师帮助进行一个短时间内的全身麻醉。不过家长大可以放心，这些操作都是很安全的，都有专业的医护人员为您保驾护航（图 4-21）。

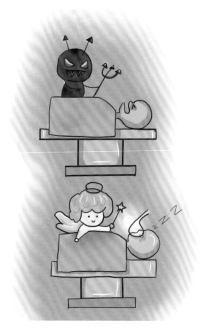

图 4-21　麻醉可以减轻小儿的恐惧感，在睡梦中完成治疗

六十三、小儿做麻醉有"后遗症"吗？会影响智力发育吗？

短时间内的麻醉不会有"后遗症"，更不会影响智力发育，反而会让小儿美美地睡上一觉，醒来病痛就消失了，不会造成心理阴影。当然，一定要去正规医院，由专业的麻醉医师为小儿实施麻醉（图 4-22）。

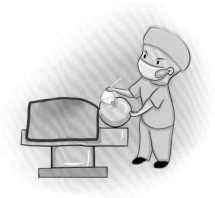

图 4-22　正规专业的麻醉为小儿保驾护航

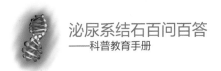

六十四、妊娠期妇女得了泌尿系结石怎么治疗？

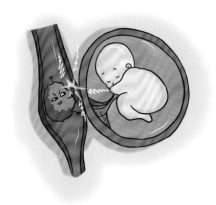

图 4-23　结石危害胎儿安全

妊娠期女性由于身体内分泌的变化以及输尿管被压迫等因素，比较容易患上泌尿系结石。但妊娠期是不能做体外碎石的，结石如果进入输尿管又往往造成剧烈的疼痛或感染发热等情况，甚至危及胎儿安全，这种情况我们一般是局麻下往输尿管内置入一根引流管，即双 J 管，保证尿液引流通畅，缓解症状，保障胎儿和孕妇的安全，等胎儿出生后再完善 CT 等检查，根据具体情况决定下一步的治疗方案（图 4-23）。

六十五、发生肾绞痛怎么治疗？

肾绞痛的治疗分两种：一种是药物治疗，一种是手术治疗。常用的止痛药物分为三类：第一类为非甾体抗炎药，比如双氯芬酸钠、吲哚美辛栓等。双氯芬酸钠会增加心脑血管疾病风险，因此有心脑血管疾病危险因素的患者慎用；第二类为阿片类药物，如地佐辛、哌替啶等；第三类为解痉类药物，常用的有山莨菪碱（654-2）、黄体酮、坦索罗辛、硝苯地平等。急性肾绞痛的治疗应先从非甾体抗炎药用起，并与解痉药物联合使用。当药物治疗无效时，可以在体内放一根双 J 管，解除梗阻，缓解疼痛。极端情况下可行急诊全麻手术（不推荐），术前应明确有无合并感染、双侧梗阻、少尿等情况（图 4-24）。

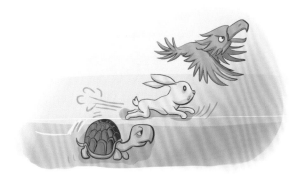

图 4-24　三类常见止痛药：起效最快、效果最好的是阿片类药物，
其次是非甾体抗炎药，最后是解痉类药物

六十六、我得了结石并且尿血怎么办？

得了结石最常见的症状是肉眼或镜下血尿，但血尿并非泌尿系结石的"专利"症状，为除外泌尿系肿瘤、前列腺增生等疾病，首先应去医院行泌尿系超声或 CT 检查，必要时完善 CTU 检查，充分评估结石是否存在、结石大小和位置以及是否合并肿瘤。明确血尿原因后，根据具体情况，再决定采用药物保守治疗、体外冲击波碎石、输尿管软镜、输尿管硬镜或者经皮肾镜碎石术等哪种手段治疗（图 4-25）。

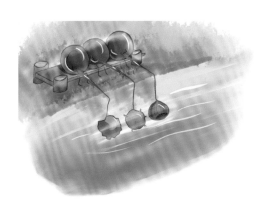

图 4-25　可能导致血尿的病因有：结石、肿瘤、前列腺增生、炎症等

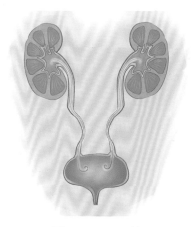

图 4-26　双 J 管

六十七、什么是双 J 管？

双 J 管又称 D-J 管，是一条中空的细软管，两端为 J 型构造，便于一端挂悬在肾盂，一端盘旋于膀胱，管壁侧孔多、流量大，有利于将尿液依附于管壁或管腔内引流而下，其同时兼顾支架和引流的双重作用，能保证尿液顺畅流至膀胱（图 4-26）。

六十八、泌尿系结石患者为什么要放置双 J 管？

泌尿系结石导致梗阻时会引起肾积水，治疗肾积水的基本原则就是要解除梗阻，恢复尿路的通畅。放置双 J 管可以帮助达成疏通的目的，好比下水道堵了，需要疏通一样。另外，放置的双 J 管可以帮助减少输尿管平滑肌痉挛，缓解肾绞痛，且有助于小结石排出体外（图 4-27）。

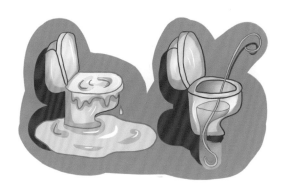

图 4-27　放置双 J 管的原因

六十九、双 J 管是怎么放进体内的？

双 J 管置入术通常在局麻或全麻下进行。对于男性患者，局麻就是往尿道口内灌入局麻药物，使尿道黏膜麻醉，减轻疼痛感。男性尿道较长，有的老年男性前列腺肥大或膀胱颈抬高，镜体很难迈过门槛，还会引起疼痛，但一般情况下都能够耐受，如果合并心血管疾病或无法耐受疼痛刺激的，可以联系麻醉医师进行短暂的静脉麻醉，像做无痛胃肠镜一样。女性尿道短，疼痛症状不明显。

麻醉起效后，医师会将膀胱镜或输尿管镜通过尿道放置入膀胱，进入膀胱后，就要寻找两个"隧道口"，也就是输尿管开口，这是成功的第一关键步骤。有部分患者输尿管开口异常，或膀胱里有很多炎性滤泡遮挡时，会对这关键的第一步造成困难。找到输尿管开口后，放入"三根头发丝粗细"的导丝，这是成功的第二关键步骤，导丝顺利越过结石才能保证双 J 管越过结石，最后我们将双 J 管沿导丝推到合适位置就可以了。但有时结石比较大，堵得严严实实，导丝无缝可及，此时双 J 管就难以越过结石起到疏通的作用，可选择肾造瘘等其他方式（图 4-28）。

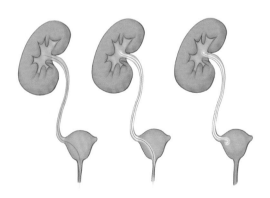

图 4-28 放置双 J 管的三步骤

七十、带双 J 管期间会有哪些不适症状？

最常见的不适症状主要有尿频、尿急、尿痛、血尿、腰痛，这些都是带管刺激造成的正常会出现的不适反应。有些患者还会出现发热，可能是尿液反流导致上尿路感染所致。因此带管期间要保证排尿通畅，不能憋尿，如果发热，及时到医院就诊（图 4-29）。

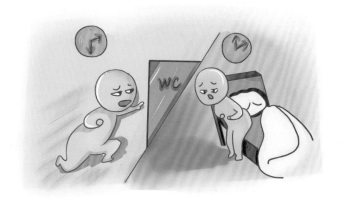

图 4-29　频繁如厕、定时排尿

七十一、带双 J 管期间注意事项有哪些？

1. 带管期间要多饮水，一般一天在 2 000ml 以上，起到内冲洗的作用，同时可以酸化尿液，预防管壁表面形成尿盐沉积。

2. 带管后输尿管内抗反流作用消失，如果您有尿意时应及时排尿，勿憋尿。（这一点非常重要！）

3. 带管期间活动时动作应缓慢，避免快速弯腰或蹲起，防止双 J 管移位或脱落。

4. 要多吃粗纤维食物（如地瓜、芹菜等），保持大便通畅，避免因腹压增加而导致双 J 管移位。

5. 在医师规定时间内拔管，延误拔管可能发生管壁结石形成。

6. 带管期间如有轻微的尿痛或血尿，不必紧张，遵医嘱用药，多喝水，如腰痛严重或血尿严重及出现反复高热时，请及时到医院复诊（图 4-30）。

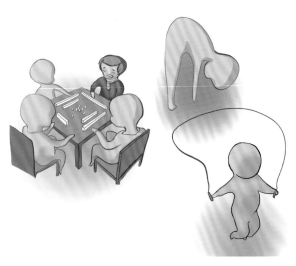

图 4-30 避免久坐、突然弯腰、剧烈活动

七十二、双 J 管种类有哪些？一般放多久？

双 J 管根据材质不同分为两种，一种是由高分子材料制成，临床上最为常见，不同厂家的产品都有自己独特的覆膜技术，在体内可放置 3 ~ 12 个月；另一种是金属材质的，在体内可放置 1 年以上甚至更久。覆膜支架就是一种可以用于输尿管局段支撑的覆膜大口径金属网状支架，由于其独特的材料结构，很少出现相关临床症状（图 4-31）。临床常见双 J 管的种类和特点见表 4-2。

表 4-2 临床常见双 J 管的种类和特点

种类	特点
普通双 J 管	最常用，价格相对便宜，支撑引流效果好。
黑硅胶双 J 管	可放置 1 年，管壁不容易产生石痂。
金属支架管	可放置 1 年，抗压能力强，可以做核磁，适用于肿瘤压迫导致的尿路梗阻、难治性输尿管狭窄、腹膜后纤维化的患者。

续表

种类	特点
"鱼尾形"支架管	可放置1年,独特的专利双鱼尾线圈,可显著降低对膀胱三角区的刺激,适用于对支架管刺激反应明显不能耐受者,特别是孕妇。
"三棱"排石支架管	管体呈三棱形,与输尿管壁间排石空间大,促进输尿管蠕动,利于结石碎屑排出,适用于术后排石。
覆膜支架	减少移位、舒适度高,提升患者生活质量,覆膜技术不易产生结石,可长时间放置(可达3年),适用于肿瘤压迫导致的尿路梗阻、难治性输尿管狭窄需长期带管、输尿管漏的患者。

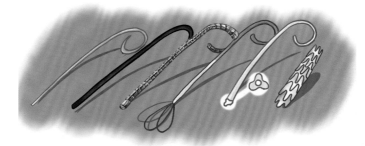

图 4-31　临床常见双 J 管种类

七十三、泌尿系结石手术常采用微创手术，微创手术等于小手术？有没有风险？

近年来，随着微创碎石技术的不断更新和进步，微创手术被各级医院广泛应用于泌尿系结石处理中。然而，微创手术是相对于既往的开放手术而言，并非针对手术切口大小和手术风险高低而言。无论哪种微创手术，想要避免手术创面过度损伤及降低周围毗邻脏器副损伤风险，都要取决于术者技术、患者全身状态、麻醉耐受程度等情况。"小手术"往往是患者之间经常使用的模糊概念，即便是微创手术也会有各种风险及并发症，作为患者和家属，要了解外科手术没有大小之分，只有围手术期是否充分重视，这样才能将手术风险降到最低，使泌尿系结石患者获得最大受益（图 4-32）。

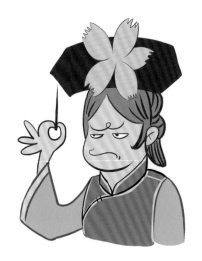

图 4-32　理性面对泌尿系结石微创手术所引起的并发症及风险

七十四、双侧同时存在泌尿系结石，可不可以同时处理？

双侧泌尿系结石并非少见，约占结石患者的 15% ~ 18%，这种情况，处理时的关键点在于明确泌尿系结石所发生的部位：当一侧肾结石合并另一侧输尿管结石时，优先处理输尿管结石；当发生双侧输尿管结石时，优先处理梗阻比较严重的一侧（如肾积水严重或分肾功能较差者）；当发生双侧肾结石时，应在尽可能保留肾功能的前提下，优先处理容易取出且安全的一侧。为了安全起见，原则上不允许同期处理双侧结石，但还要看客观情况，比如一侧结石负荷比较小，且患者年轻体壮，也可以酌情同期处理双侧，但大多数还是建议分期分次处理（图 4-33）。

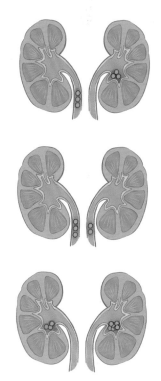

图 4-33　双侧上尿路结石的三种常见临床亚型

七十五、为什么有些人要先放置双 J 管或先做肾造瘘？

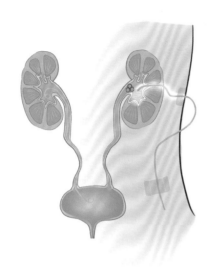

图 4-34 治疗肾积水的两种方法

每个患者病情不同，其治疗方案也不相同。年轻或输尿管条件差的患者，在做软镜手术之前，一般经验性地预先在体内放置一根双 J 管，这根管子可起到扩张输尿管的作用，提高软镜手术的安全性和成功率。双侧输尿管结石的患者，因为肾产生的尿液输送不到膀胱，肾脏会有积水，人体的代谢废物排泄不出去，产生尿毒症的表现，为了迅速缓解肾功能，所以需要先把输尿管这块疏通一下，先放置双 J 管就起到这样的疏通作用。但是如果结石比较大，梗阻的时间比较长，这个双 J 管有可能放置失败，可是肾脏还有积水，身体内的毒素还是排泄不出去，那就得实行经皮肾穿刺造瘘的处理，为的就是把尿液的流出通道疏通好。对于年老或者体弱多病不能耐受手术，或肾积脓感染的患者，都需要先做内引流，也就是放置双 J 管。如果失败，就要选择放置外引流，也就是肾造瘘管，这都是公认正规的治疗手段（图 4-34）。

七十六、进入手术室之前需要完成哪些准备？

1. 手术前要完善相关检查，各项检查结果都符合手术条件才能进行手术。

2. 术区要备皮（也就是刮汗毛），保持术区皮肤清洁干燥，修剪指甲，并且不能涂指甲油，以免术中或术后影响血氧饱和度监测。

3. 结石手术一般不需要灌肠，手术前一天晚上不要吃油炸、肉类食物，术前禁食 8 小时，禁饮 2 小时，术前 2 小时可以遵医嘱口服 400ml 以内的营养液。

4. 手术日的早晨要做好个人卫生，换好干净的病号服，不化妆，不穿内衣裤。摘掉眼镜、隐形眼镜、首饰、手表、活动假牙并妥善保管。

5. 如果有药物过敏史，要提前告知医护人员。

6. 女性患者月经期不宜做手术（图 4-35）。

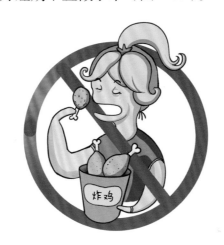

图 4-35　术前禁食油炸食品

七十七、手术室您知多少？

1. 结石患者进入手术室后首先要做什么？

入手术室后巡回护士会查对科别、床号、姓名、性别、年龄、诊断、手术名称和手术部位，过敏史及手术史，禁食水时间和术前准备是否完善，查对病历，CT 片，手术开始前还会再次核对患者的信息。

2. 手术室只让患者穿病号服进入，里面冷不冷？

结石手术间温度是 22～24℃，湿度 50%～60%，进入手术室后护士会做好患者的保暖工作，还会有保温毯保温。

3. 结石手术常用的手术体位是什么？

截石位是结石手术最常用的手术体位。患者仰卧，臀部齐手术床缘，安装腿架，腿架的高度比患者腘窝自然弯曲下垂时略低，两腿屈髋，屈膝放腿架上，腿与腿架之间放硅胶垫保护，保持患者肢体功能位，防止神经损伤。

4. 什么是无菌操作？

无菌技术是在医疗护理操作过程中，用已经灭菌的物品，保持无菌状态，防止一切微生物侵入人体的技术操作。

5. 结石手术手术室有什么设备？

结石手术是微创手术，显示器、碎石机器、麻醉机器是必须要有的基础设备，患者走进手术间里就会看到。

6. 手术室为什么穿绿色衣服？

绿色可以缓解医师的视觉疲劳。医师在手术过程中，眼睛会看到红色血迹，时间一长，再看白色就会产生视觉混乱，绿色手术服不仅可以消除因视觉补色产生的错觉，还可以减轻医师的视觉疲劳，保证手术顺利进行（图 4-36，图 4-37）。

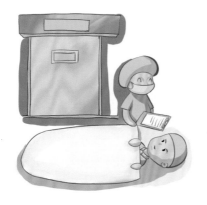

图 4-36　手术室患者交接

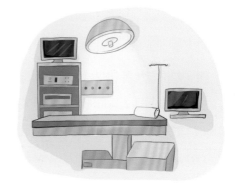

图 4-37　手术室图

七十八、术后患者身上的管子怎么护理?

结石手术后身上一般会有三种管子,一个经过尿道插入膀胱的叫尿管;一个插在后腰部手术部位的管子叫肾造瘘管;还有一种神秘的管子藏在输尿管里的叫"双J管",也叫"D-J管"(关于双J管详见问题六十七至七十二)。下面介绍一下导尿管和肾造瘘管的护理:

1. 无论哪种管子,首先要妥善固定,防止因牵拉导致脱管。

2. 保持管子通畅,防止打折受压,假如尿管打折,膀胱内的尿液不能及时排出,会造成尿液反流,引起腰疼、发烧等症状。

3. 要准确地记录尿量和引流量,还要观察其颜色,如果颜色很深或呈鲜红色要及时告知医护人员。

4. 离床活动的时候要把尿袋固定在比膀胱低20cm的位置,卧床休息的时候固定在床边,翻身活动时要注意不要抻到管子。

5. 置管期间要多饮水,每天2 000~2 500ml左右。

6. 拔管时间要遵从医嘱,由医护人员来拔管,千万不能自己拔管,不然轻则损伤尿道黏膜,重则会引发大出血(图4-38)。

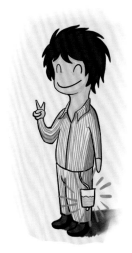

图4-38 尿袋的固定位置

七十九、泌尿系结石手术需要麻醉吗？

为了缓解手术操作带来的疼痛和患者的紧张情绪，泌尿系结石手术一般都需要麻醉，包括椎管内麻醉（即俗称的"半身麻醉"）和全身麻醉两种方式。但也有些年老体弱存在麻醉禁忌的患者，可能会需要根据个体情况选择局部神经阻滞麻醉或黏膜表面麻醉，尽可能减轻患者手术过程中的痛苦（图4-39）。

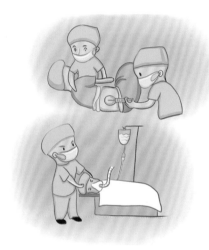

图4-39 "半身麻醉"与全身麻醉

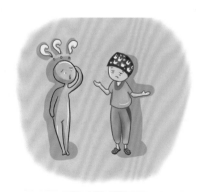

图4-40 "记忆力下降"这个锅麻醉医师不背，"岁月"才是隐形杀手

八十、全身麻醉会影响记忆力吗？

泌尿系结石手术由于方式不同或患者状态不同，有时需要全身麻醉。目前全身麻醉技术和监测手段已经比较成熟，麻醉药物也安全可靠，不会影响记忆力。一觉醒来，你还是原来的你，影响记忆力的，只有"岁月"啊（图4-40）。

八十一、结石手术麻醉前需要做哪些准备?

麻醉前的相关准备事项见表 4-3。

表 4-3　麻醉前的相关准备

请你跟我这样做	为什么
相关检查:如血常规、血凝常规、心电图等	评估你的"现在"
相关病史:如高血压、糖尿病、心脏病、手术麻醉史等	了解你的"过去"
相关药物:目前服用的药物、过敏的药物等	有些药物手术前不能吃哦
禁食、禁水	怕你会吐,好饿也要忍一忍
美丽的心情	相信你的医师吧

八十二、麻醉术后有哪些注意事项?

1. 注意你的"睡姿",一般术后要求去掉枕头,平躺 6~8 小时,记得不要"打呼噜"。

2. 注意保暖,但不要用过热的热水袋,因为此时的你可能感觉迟钝,可能被烫伤。

3. 不要着急吃东西,医师会根据你的情况,告诉你吃饭的时间。

4. 如果你疼,不用忍,你有享受"无痛"的权利。

八十三、跳绳、倒立能把结石排出来吗?

一般来说,对于直径小于 4mm 的肾结石或输尿管结石,适当频率的跳绳运动是有效果的,借助运动中的体位改变,结石可在重力作用下沿着泌尿系统天然腔道排出,但前提需要配合多饮水,大量液体经过肾脏代谢后,可作为结石排出的载体。对于肾下盏的小结石,倒立运动可能有效,但排石效果取决于结石直径。如患者患有心脑血管等相关疾病的,建议慎重采用跳绳、倒立的方式排石,以免加重病情(图 4-41)。

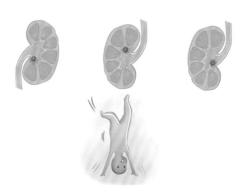

图 4-41　肾盏不同部位结石的排出途径

八十四、妊娠期间出现肾绞痛怎么办？

妊娠期间出现肾绞痛时，首先要安抚孕妇的情绪，及时到医院就诊，医师会根据伴随症状轻重进行不同处理：①对于初发的肾绞痛孕妇，如果不伴有发热等感染征象，多采用止痛，多饮水等保守治疗，嘱产科或泌尿外科随诊；②对于顽固性肾绞痛合并发热等感染征象者，多采用静脉补液，肌注黄体酮解痉保胎，必要时采用阿片类止痛药，选用青霉素或头孢菌素类抗生素进行抗感染治疗，同时请产科医师协助监测胎心及宫缩；③对于顽固性肾绞痛合并急性肾衰竭者，在患者及家属较为积极的情况下，可采用局部麻醉输尿管镜下双 J 管置入术，待分娩后进一步检查及治疗（图 4-42）。

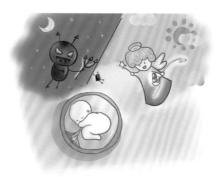

图 4-42　双 J 管置入术后可缓解孕妇合并重度积水情况，

为腹中胎儿健康孕育保驾护航

八十五、孕妇补钙与泌尿系结石有关吗？

常言道"十个孕妇九个缺钙"，孕妇中有缺钙症状的人较多，钙对于孕妇和胎儿都是极其重要的一种必需元素。孕妇自身的新陈代谢需要钙，胎儿生长发育也需要从妈妈体内获取钙。因为要满足胎儿的快速发育，妊娠中晚期女性的钙需求量会快速增加。另外，孕妇孕期血容量会急剧增加，机体为了保证血钙浓度平衡，钙会从骨中溶出，同时大量的钙还会随尿液排出。因此，孕妇很容易缺钙。当严重缺钙时，孕妇会感到腰腿疼、牙痛，出现四肢抽筋痉挛等症状，甚至出现难产现象，同时还可能会导致胎儿的骨骼发育不佳，导致胎儿出生后身材矮小和出牙迟缓等。

正常情况下，孕妇补钙与结石的发生没有必然联系，因为人体血液中的钙会与骨骼中的钙发生等量交换，血液中的钙一部分分泌到肠腔，经过肠腔重吸收一小部分，另一部分经肾小球排出后绝大部分又被肾小管重吸收。最终，人体每天摄入的钙 15% 经尿液排出，85% 经粪便排出，达到动态平衡。因此孕妇合理、科学补钙与泌尿系结石的产生无相关性。

八十六、孕妇补什么钙好？

通过膳食调整是首选。建议孕妇可以多食用奶类和奶制品、豆制品、海产品、紫菜及坚果类等含钙量高的食物，它们不仅含钙丰富，还含有乳酸和氨基酸，可以促进人体对钙质的吸收，是准妈妈们最好的选择。除此之外，可考虑合理选择钙制剂、多晒太阳。妊娠早期的孕妇每天摄入 1 000～1 500mg 的钙较为合适，而妊娠中晚期的孕妇需要每天摄入 1 500mg 的钙。食物中若含有过多的磷酸盐或草酸盐，会与钙生成不溶性钙盐；若有过多脂肪会与钙结合生成不溶性"钙皂"，二者均可减少钙的吸收。另外，如果孕妇正服用甲状腺激素、四环素、皮质类固醇激素等药物，需在医师指导下

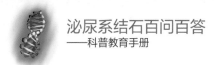

进行补钙。目前市场上的钙剂以活性钙为主，使用最多的是碳酸钙，但因其溶解需较低 pH，故不适于胃酸缺乏的患者。枸橼酸钙等有机酸钙，尽管钙含量较低，但比碳酸钙易溶解吸收，适用于胃酸缺乏患者。在补钙的同时，还需注意补充维生素 D 与磷，促进钙质的吸收。对一般成人而言，经常接受日照，就是维生素 D 的最好来源，一般无须再补充。对严重缺少的患者，可在医师指导下限量限时服用维生素 D，不可长期服用，过多使用含有维生素 D 或其他元素的钙制剂，会导致维生素 D 中毒或其他综合征。

八十七、孕妇得了结石还补钙吗？

当孕妇合并泌尿系结石时，除了要注意多饮白开水，饮食清淡，不要憋尿、忍尿等措施外，合理补钙也是必要的，尤其要从饮食上补钙。主要原因包括：①钙能与胃肠道中的草酸结合形成不溶性的草酸钙，随粪便排出体外，使得被胃肠吸收和经肾脏排出体外的草酸减少，从而降低肾结石形成概率；②正常生理情况下，当血液呈酸性时，容易形成结石，呈碱性时会抑制结石形成。缺钙会导致血液偏酸性，而合理补钙可使血液偏碱性，有利于抑制结石形成。

第五章

泌尿系结石
的预防

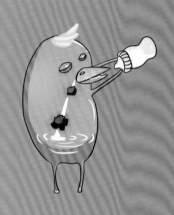

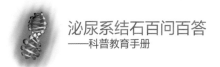
八十八、调整饮食能预防结石吗？

常言道"病从口入"，某些结石的形成和饮食习惯相关，改变饮食习惯就能改变食物在体内的代谢产物，从而影响尿液的成分和 pH 值，导致促进结石形成和抑制结石形成的因素发生变化，从而预防结石形成。我们可以从水、蛋白质、脂肪、以及糖和钠盐等几个方面进行调整，但是饮食习惯很难改变，我国有南甜北咸的饮食习惯，山西人愿意食醋，河南人喜欢吃面，各地的结石病发病率也不一样，南方多北方少，山西省是全国结石发病率比较低的省份之一。

八十九、如何饮水才能达到预防结石的效果？

水对生命体非常重要，一般认为结石患者大量喝水，不但可以稀释尿液中促进结石形成的物质，还有利于结石的排出。但大部分患者非常不喜欢喝水，还有一些患者喜欢用可乐、雪碧和红牛等代替饮用水。我们提倡饮用非奶制品的水，健康人每天喝水 2 000ml 为宜，对结石体质或者反复尿路感染的患者，提倡每间隔 4 小时饮水 250ml。白天如此，夜间上厕所后也提倡喝水，每餐食后也提倡适量喝水。合理饮水才能预防结石（图 5-1）。

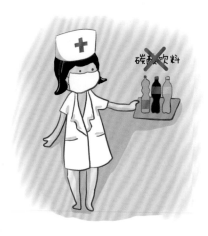

图 5-1 "水是良药"合理饮水预防结石

九十、为什么吃肉多容易得结石？

　　青年人代谢旺盛，喜欢吃肉，有时一顿饭吃一整个烧鸡，却不吃主食和蔬菜，这是绝对不健康的饮食习惯，因为动物蛋白摄入过多是泌尿系结石形成的独立危险因素。动物蛋白在体内会代谢为嘌呤，50%的嘌呤会转化为尿酸从尿液排出，而高尿酸是尿酸结石的病因。所以我们要均衡饮食，清淡饮食，餐桌上要有一些蔬菜（图5-2）。

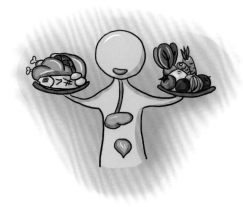

图 5-2　均衡饮食预防结石

九十一、饮用高钙奶容易得结石吗？

　　特殊群体，如老年人和孕妇，他们由于处在特殊的阶段，容易骨质疏松，需要补钙，这些人群喝高钙奶的比较常见。而大部分结石都是含钙成分的，那么饮用高钙奶容易得结石吗？高钙奶虽然能增加尿钙的排泄，但是也可以明显降低草酸的排泄。食用高钙食物后，钙与肠道中的草酸结合形成草酸钙结晶随粪便排出体外，会减少尿液中草酸的排泄，反过来说低钙饮食能促进肠道里草酸盐的吸收从而引起高草酸尿，促进结石的形成。因此饮用高钙奶与容易得结石没有对应关系，关于得了肾结石不能补钙的说法也只是谣言（图5-3）。

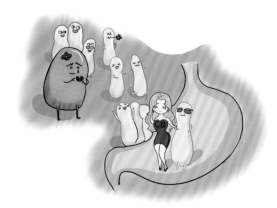

图 5-3　补钙与肾结石的关系

九十二、水果和蔬菜能预防结石吗？

　　尿枸橼酸盐是结石形成的有效抑制剂。健康成人 24 小时尿中可排出 600mg 的枸橼酸盐，尿中的枸橼酸盐排出不足，是肾结石常见的危险因素。尿中枸橼酸盐的排泄与饮食相关。相对于肉、蛋和鱼等蛋白质而言，大多数的水果和蔬菜对结石患者是有益的，蔬菜和水果可以增加尿中枸橼酸盐的排泄，有利于减少肾结石的发生。多食用苹果、香蕉、梨、橙子、葡萄等水果对人体非常好，但草酸盐结石患者应该控制菠菜、番茄、芦笋和草莓的摄入量（图 5-4）。

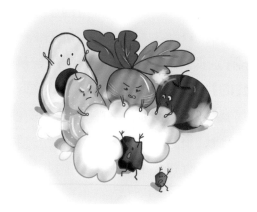

图 5-4　水果和蔬菜与预防结石的关系

九十三、山西省结石发病率低与食醋多有关吗？

山西省是产醋大省，当地群众有吃醋的习惯。流行病学调研表明，山西省结石病的发病率确实比其他地区低，具体是否和食醋相关，目前没有科学的依据（图 5-5）。

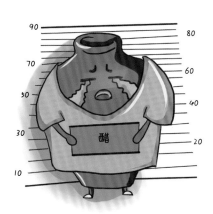

图 5-5　食醋可能会降低泌尿系结石的发病率

九十四、伴有"痛风"的结石如何预防？

"痛风"患者的结石一般都是尿酸结石，治疗的根本是把体内的尿酸降下来。降尿酸首先要减少高嘌呤食物（也就是大多数动物蛋白）的摄入，比如海鲜、肉汤等。当血尿酸达到 420μmmol/L 以上时就应该治疗，达到 480μmmol/L 以上且伴有结石时则必须治疗。常用的降尿酸药物有别嘌呤醇、非布司他和苯溴马隆，但是苯溴马隆会增加尿中尿酸的排泄，痛风伴有肾结石的患者最好不要用。另外，也可以通过碱化尿液的方式治疗伴有痛风的尿酸结石，因为尿酸结石喜欢泡在酸性的海洋中，化酸为碱不仅能够预防结石的复发，还可以溶解尿酸结石。但碱化尿液不是 pH 越高越好，因为碱化过多会在尿酸结石表面形成保护膜（磷酸盐外壳），阻止结石进一步溶解，所以理想的 pH 值是 6.2 ～ 6.9 之间。临床上常用枸橼酸氢钾

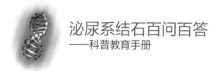

钠颗粒碱化尿液，同时采用特定的尿液试纸检测每次尿的 pH 值，保证夜尿的 pH 值在 6.5 左右，达到更加精准预防和用药（图 5-6）。

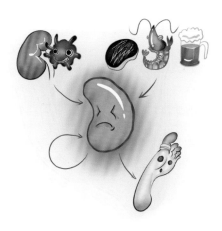

图 5-6　痛风与泌尿系结石的关系

九十五、经常患尿路感染的女性如何预防结石？

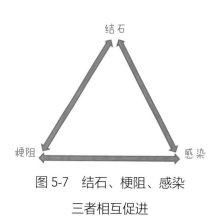

图 5-7　结石、梗阻、感染
三者相互促进

女性因为尿道口和阴道口距离比较近，更易患泌尿系感染，而感染和结石又是紧密相关的孪生兄弟，感染会促进结石的发生、发展，结石又可以引起梗阻，加重感染，从而形成恶性循环。所以女性患者既要注意有无妇科炎症，如阴道炎，同时也要防治尿路感染，阻断这个恶性循环，预防结石的产生（图 5-7）。

九十六、调节肠道菌群也能预防结石吗？

乳酸菌及双歧杆菌属于人体肠道内的正常寄生菌，其可降解肠道食物中的草酸，减少尿里草酸的排泄，降低草酸钙结石的发生率，因此可以适量饮用乳酸菌饮料。另外，由于各种全身性疾病，如肥胖症、高血压、糖尿病和代谢综合征都与尿路结石有关，因此结石可被视为一种局部出现的全身性疾病，幽门螺杆菌可以影响全身的代谢，最终可能导致结石的形成，因此要注意防治幽门螺杆菌感染，少吃外卖，注意饮食卫生（图5-8）。

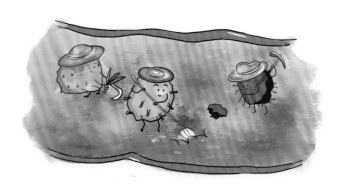

图 5-8　肠道菌群与结石的关系

九十七、喝茶能预防结石吗？

凡事都讲究一个度，日常喝淡茶对身体有好处，但过量饮茶或喝过浓的茶都会损伤肾脏。茶叶里含有氟，肾脏是氟的主要排泄器官，当氟的摄入量超过肾脏的排泄能力时，会导致过量氟在体内蓄积。另外，茶叶中富含草酸，常喝浓茶可导致尿液中草酸浓度增高，容易形成草酸钙结石，且浓茶利尿，会增加肾脏负担，因此适当地饮用淡茶可以增加水的摄入量，预防结石，但不要贪杯（图5-9）。

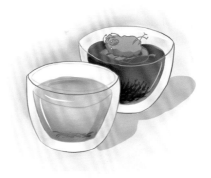

图 5-9　喝淡茶预防结石

第六章

如何高效
就诊

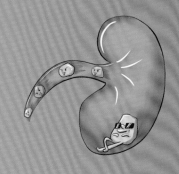

九十八、门诊就诊需要准备什么资料？有电子版病历信息或手机里有检查、检验图片，能不能不带纸质的资料？在大连医科大学附属第二医院（本院）做的手术，来本院复查时能不能不带病历和诊疗资料？

门诊就诊需要携带既往就诊的门诊病历、住院病历、检查片子，如果做过手术的，最好带着手术记录（出院复印病志里面有），多次住院治疗的，最好将每次住院的相关记录、检查结果装订在一起，按次分装成册，这样能提升就诊效率。另外，由于医院的设备有限，数字化资料难以在门诊直观地显示出来，且查看数字化资料会降低诊疗效率，耽误时间。另外，医院每年要诊治成千上百的患者，即使是老患者，医师也无法准确记得所有详细情况。因此，为了提升效率、更好地就诊，请尽可能准备好完整的疾病相关资料。

九十九、为什么我的检查要重新做？

检查需不需要重新做，要根据实际情况定，假如您两次就诊时间间隔比较长，那么上一次的检查结果就不能够说明目前的疾病状况，就需要重新做。另外，有时外院的某种检查可能会存在诊断的局限性，那就需要重新复查一下。因此，医师会酌情安排必要的检查，保证诊断的准确性和治疗效果。

一百、拔体内的双 J 管需要怎样办理手续？

出院后一定要保存好您的出院记录，因为上面记录着双 J 管留置的时间以及拔管时间，到时间了挂泌尿外科门诊号办理相关手续，就会有大夫安排您拔管了。有的出院记录还会提示拔管前要复查 X 线片或 CT，评估结石是否已经排干净，酌情拔管，因此保存好出院记录很重要。拔管当天可能会需要等待，因为器械是循环使用的，用完需要拿去消毒，请您到时不要着急。

第七章

典型病例

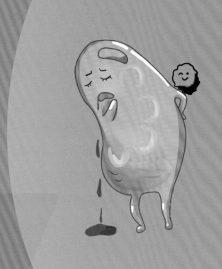

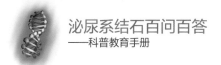

1. 小儿成骨不全症伴左侧输尿管结石

——左侧输尿管结石钬激光取石术＋双 J 管置入术

患儿豆豆（化名），7 岁 4 月女童，无诱因突发肉眼血尿，在外院进行超声和 CT 等检查，确诊为左侧输尿管结石。豆豆很特殊，因为她和孪生姐姐都患有先天性成骨不全症，又称脆骨病（瓷娃娃）。这种疾病意味着小儿们平日里最常见的普通磕磕碰碰都能造成其骨折，刚刚 7 岁的豆豆此前已经经历了 8 次骨折手术，此次就诊时两侧的股骨内都有髓内针加固。豆豆这次是因为没有遵医嘱按时按量喝水，诱发了结石。

在了解情况后，碎石中心医师尝试对豆豆的结石进行定位，定位时发现骨盆与结石重叠、结石在输尿管和肾之间游走，定位有很大困难。碎石中心王群教授、王小刚、陈志岐医师费劲周折终于定好结石位置，并将冲击波能级调到了最低，但还是因家属担心冲击波副损伤会导致孩子骨盆骨折而放弃。为了帮助豆豆解除痛苦，泌尿外二科又组织科室医师讨论治疗方案，在与家属充分沟通后，最终确定由李先承主任和王炜教授为孩子实施输尿管镜手术。

输尿管镜下取石对于泌尿外二科而言是常规手术，但是 7 岁的豆豆由于成骨发育问题，身高 1.0m，体重 17.5kg，仅相当于一个正常 4 岁大的孩子，她手术所需的输尿管导管、输尿管镜等都需要特殊准备。为了保证手术及时进行，科室从北京定制并特快专递术后放置于体内的输尿管导管，同时准备了特别细小的 F6 的输尿管镜和 F4.7 的超细肾镜。

2019 年 8 月 1 日早上，手术室护士郭晶一手拿着播放着动画片的手机，另一只手牵着豆豆，小心翼翼地走向手术间。手术间内，负责给豆豆麻醉的高成顺教授并没有急着麻醉，而是陪着豆豆一起看动画片，和她聊着片中的人物，直到孩子的情绪稳定，才开始了麻醉。

术前，为了保证术中不发生骨折的情况，科室与麻醉科反复确认患儿的体位，避免大幅度的变动。充分的术前准备和相关科室的配合为手术保驾护航，参与手术的医护人员都十分谨慎小心，30分钟后，1.0cm 的结石完全被钬激光击碎并取出，置入 F4 双 J 管一根，一切进行地非常顺利。

　　2019 年 8 月 2 日复查 KUB 左侧双 J 管位置良好，继续口服抗生素抗感染治疗。8 月 3 日拔除尿管。8 月 5 日豆豆顺利出院（图7-1 ~ 图 7-3）。

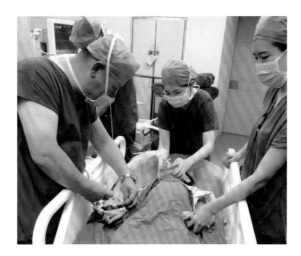

图 7-1　术中麻醉图

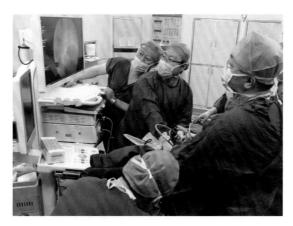

图 7-2　术中操作图

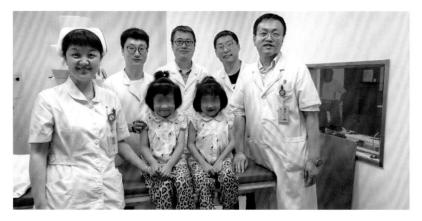

图 7-3　大连医科大学附属第二医院泌尿外二科团队与患者合影

2. 四个洞处理复杂肾结石

——右肾结石经皮肾镜联合输尿管软镜碎石取石

患者小刘（化名），女，31 岁。2019 年无明显诱因出现间断性右腰腹部胀痛，疼痛程度可忍受，偶有血尿伴小块结石排出，当地门诊检查示"泌尿系感染"。2019 年 10 月，患者发现右腹部包块，无压痛，没有给予重视。2019 年 11 月于当地医院就诊，CT 示"右肾结石伴积水"。2020 年 5 月于我院就诊，CT 示右肾明显增大，右肾盂肾盏明显扩张积水伴多发结石。

小刘肾脏积水严重，肾脏体积大，结石负荷大，ECT 示肾功能损害严重，可行 PCNL 挽救肾功能，但单通道难以彻底清石，手术难度极大。

李先承主任治疗组在全面了解小刘的病情及影像资料，做好充分的术前准备后，于 2020 年 5 月 26 日行手术治疗。术中选择原腹侧上盏穿刺通道，同时置入电子输尿管软镜作为指引，进行碎石。共建立了四个通道（一侧肾打了四个洞），后反复检查肾盂肾盏，所及视野范围内未见明显结石残留，超声检查见患者部分肾盏仍有结石残留，但当前穿刺通道无法到达残石所在肾盏且麻醉时间较长，且结石为感染石，长时间手术风险高，于是终止手术，置入巴德 F6 号双 J 管，于背侧中盏通道肾穿造瘘管并夹闭。手术顺利完成。

小刘术后恢复良好，5 月 27 日复查 KUB 及腹部 CT，双 J 管位置好，拔出肾穿造瘘管后无不适。2020 年 6 月 2 日小刘出院，嘱其 2～3 个月后于李主任门诊复诊并拔除输尿管双 J 管（图 7-4～图 7-7）。

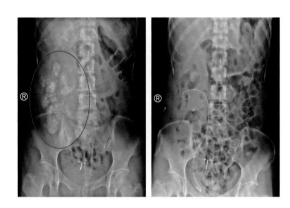

图 7-4　患者泌尿系平片

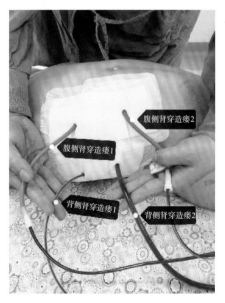

图 7-5　肾穿造瘘图

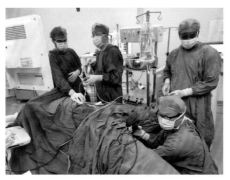

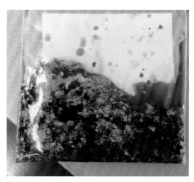

图 7-6　术中操作图　　　　　图 7-7　取出结石图

3. 结石长期慢性刺激引起肾盂肿瘤

患者邹某，男，50 岁，2016 年因肝炎住院治疗发现左肾结石，当时体积小，嘱定期随诊复查。患者未在意。2018 年开始出现肉眼血尿症状，血尿间断发作，颜色呈"浓茶样"，保守治疗 1 年仍未见好转，2019 年入住我科。当时患者的多次泌尿系彩超、腹部平扫 CT、尿脱落细胞学检查均未见明显异常，仅提示左肾结石，大小约 1.2cm，经过李主任团队评估后，决定利用超微经皮肾镜通道（SMP）技术处理左肾结石。手术于 2019 年 6 月 27 日进行，但术中见肾盂内多发乳头状肿物，不能除外肿瘤，因此术中钳取局部组织送检冰冻切片病理检查，回报结果是高级别尿路上皮癌。由于病情变化，良性手术需中转为恶性手术，需要把整个左侧肾、输尿管、输尿管壁内段全部完整切除，因此术中向家属交待病情后，家属同意行根治手术，手术过程顺利，术后病理结果再次证实为高级别尿路上皮癌。术后嘱患者定期门诊行膀胱灌注化疗、定期复查膀胱镜。患者依从性良好，至今仍规律门诊就诊（图 7-8）。

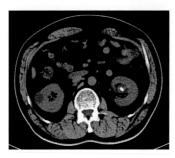

图 7-8　患者泌尿系 CT 图

4. 怀孕期间患有泌尿系结石、肾绞痛

——双 J 管置入术

患者于某，女，25 岁，2020 年 8 月怀孕期间突发右侧腰部绞痛，于当地医院行彩超检查发现右肾积水，予导尿、青霉素抗感染、硫酸镁保胎、山莨菪碱解痉对症处置后症状无明显缓解，就诊于我院急诊。排除阑尾炎诊断，复查彩超双肾积水（右侧重），因患者右侧肾绞痛症状明显，且拒绝行左侧输尿管双 J 管置入术，所以李先承主任团队于 8 月 14 日局麻下行右侧输尿管双 J 管置入术，当日复查彩超示双肾无积水，患者肾绞痛症状消失，满意出院。但短短 1 个月后患者出现左侧肾绞痛，于急诊查彩超再次提示双肾积水，遂于 2020 年 9 月局麻下行左侧双 J 管置入术，术中见右侧双 J 管表面布满石痂，故同期更换右侧双 J 管，原右侧双 J 管内被结石堵塞。术后复查双肾输尿管未见明显异常。2021 年 1 月，患者妊娠结束后回我科住院治疗，查 CT 发现左肾结石、双肾盂扩张、双侧双 J 管置入术后改变。李主任团队经术前充分评估后，于 1 月 27 日全麻下行左肾结石软镜钬激光碎石取石术 + 右侧双 J 管拔出术，术中见双 J 管壁附着大量石痂，手术过程顺利，术后当日复查 KUB 平片未发现结石残留，嘱 3 周后拔出左侧输尿管双 J 管。

由于怀孕期间子宫宫体旋转、胎儿压迫输尿管会引起肾积水，另外尿液 pH 值改变、代谢异常等因素，也会导致结石的形成。以上两种病因均可能引起肾绞痛、肾积水，积水严重还会继发感染，危及孕妇及胎儿的生命安全。局麻下双 J 管置入术可有效解决此问题，且该术式无绝对禁忌，相对安全有效，适用于怀孕期间患有泌尿系结石、肾绞痛的患者（图 7-9）。

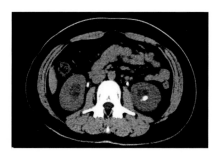

图 7-9 患者泌尿系 CT 图

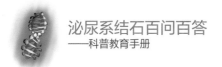
5. 小儿泌尿系结石的无创治疗新方式
——体外冲击波碎石治疗

患儿憨憨（化名），6岁男童，无诱因出现肉眼血尿，伴有右侧腰区疼痛1周来我院门诊。该患儿在出生后不久因为先天性肾盂输尿管交界处狭窄于外地行开放手术治疗。因为有过手术病史，加上本次又是手术同侧肾脏区出现"疼痛"症状，憨憨父母十分焦虑，主要是担心这么小的孩子是否要再次面临手术治疗。

经过超声检查，发现患儿得了右肾输尿管结石，结石约1.0cm。可以进行"体外冲击波"碎石治疗。但考虑到孩子较小，门诊碎石后排出结石还需要一定的时间，而且万一结石发生移位，可能就需要在麻醉下进行输尿管镜取石，所以李先承主任团队决定先安排患儿住院后再行体外冲击波碎石术。

住院后碎石前要进行详细的检查，确定结石是否移位。此时患儿右腰痛症状基本消失，但因为孩子活动量大，输尿管曲度小且较宽，碎石前的复查发现结石逃逸到了肾里，而且是肾下盏，这给团队带来了难题。面对这种情况，李主任团队进行了讨论，结石回到肾下盏，进行碎石有造成肾包膜下血肿、肾组织副损伤等风险；但不处理结石，结石游走很容易反复出现肾绞痛，影响憨憨生活质量。通过测量发现结石CT值在800左右，属于易碎结石，因此决定试试为憨憨进行体外碎石治疗。参考国内已有小儿碎石经验，采用低能量碎石方法，控制22.0mJ为最高冲击能量，增加总的冲击次数，观察结石粉碎后再以冲击30～50次逐渐减少，直至结石完全粉碎。该方法利用皮肤电刺激性效应使皮肤神经受体脱敏，痛感降低。在低能档位下，焦点更为精细，不会漂移，中靶率增高，组织损伤轻。医师采用X线定位，B超实时监测的方式，充分利用多尼尔碎石机能量偏差小，高效精准的冲击波发射技术，准确的结石定位技术，光耦合监控技术上的自动除气系统，自动恒温，自动水囊跟随等技术，为憨憨进行了体外碎石。憨憨也很勇敢，全程很好地配合治疗。碎石过程中可以观察到结石已经明显击碎，由于结石在肾下盏，需要憨憨采用倒立的方式将结石排出体外。碎石后当天憨憨就开始陆续排石，排石过程中没有任何疼痛的感觉。见到如此"神奇"的疗效，憨憨的父母露出了满意的笑容（图7-10～图7-11）。

　　幼儿体外冲击波碎石容易成功是因为，一方面幼儿结石形成时间较短且质地都比较容易碎，另一方面幼儿输尿管较宽且短，排石相对容易，如果加上有经验的医师，辅以专业碎石设备，较容易获得成功。

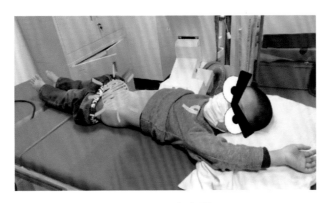

图 7-10　患者图

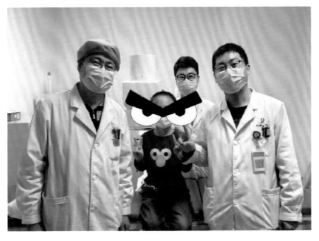

图 7-11　大连医科大学附属第二医院泌尿外二科团队与患者合影

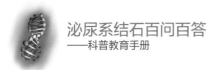

6. 六旬老汉结石成堆

——输尿管软镜碎石取石术

李大叔，58 岁，以间断右腰部酸胀不适 3 年为主诉就诊于碎石门诊。经门诊 B 超检查发现，李大叔左肾已重度积水，为挽救肾功能，收入院治疗。入院 ECT（肾动态显像）结果显示李大叔左肾功能严重受损，面临失去功能的危险，需要马上手术。导致其左肾功能受损的原因是左输尿管内有一枚 1.5cm 左右的结石，结石嵌顿在左输尿管中段，远端已被息肉包裹，可见其嵌顿时间已经很长，并已导致了近端输尿管及左肾积水。另外，左肾内还发现继发有两堆小结石。

诊断明确之后，治疗方案的制定颇费脑筋。因为根据损伤最小原则，输尿管长 26cm，结石位于下段需用输尿管镜治疗，结石位于上端需用经皮肾镜治疗。但李大叔的结石经皮肾镜从上面够不到，输尿管镜从下面又看不着，处于"两难"境地。如果腹腔镜输尿管切开取石治疗，肾内上百颗结石又无法取出，而开刀手术会给本已重度积水的肾增加负担，有可能永久失去功能。

李先承主任结石团队经过详细讨论和充分术前准备，决定手术中两种方式（肾镜、输尿管镜）都尝试一下，必要时采用镜 - 镜联合方式，双镜齐下，确保手术成功。

术中情况与术前评估相同，输尿管镜过不去，治疗组改俯卧位经皮肾镜，肾脏里的数百颗米粒大小的结石很快就被清理干净。接下来手术的关键就是如何处理输尿管里的结石，从肾脏向下输尿管镜过不去，还好我院有最先进的电子输尿管软镜，输尿管里的结石被顺利击碎并全部取出。手术过程异常艰难，但结果让人满意，李大叔的左肾结石和左输尿管结石全部被取出，左肾功能得以保留。专业的治疗团队，专业的技术，最终让患者受益（图 7-12，图 7-13）。

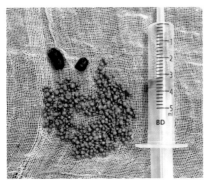

图 7-12　取出结石图

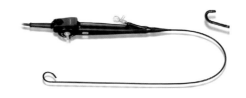

图 7-13　输尿管软镜

7. 长期慢性尿路感染形成结石——基质石

王阿姨，71 岁，以"反复尿频、尿急、尿痛 3 个月，加重伴右腰疼 1 天"为主诉来诊，3 个月前王阿姨没有诱因出现排尿时疼痛并排出大量絮状物，间歇服用消炎药不见好转，1 天前上述症状加重并伴有明显的腰腹部疼痛。患者既往有糖尿病病史 20 余年。

入院后，经 CT 检查提示诊断为基质性结石。基质性结石实质上是感染性结石，它是因为细菌团的中心缺乏营养而坏死变成核心，局部脱落坏死的尿道黏膜被细菌附着形成的结石，多发于糖尿病患者。因为糖尿病患者微血管病变通透性增加，尿中含有大量的纤维素和蛋白，更易形成结石。这类结石质地软黏度大，CT 可见边缘模糊或分层。

李先承主任团队经充分的抗感染治疗后给予经皮肾镜碎石取石术，术中见肾盂内大量"鼻涕样"、"胶冻样"物质，术后结石成分分析为六水磷酸镁铵，是临床上常见的感染性结石。

此类基质结石因为不易被清除，极易复发，而且多与感染有关，对手术的要求非常高。要求术中肾盂内持续低压、结石须完全取出不能残留。此类患者极易并发尿源性脓毒血症、肾功能衰竭，危及生命。少数挺过脓毒血症这一关的患者表现为：口鼻附近的皮肤破溃和糜烂，这是细菌毒素引起的机体反应。（图 7-14～图 7-15）。

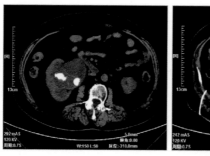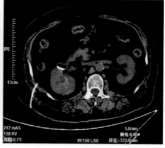

图 7-14　患者泌尿系 CT 图

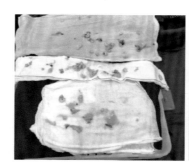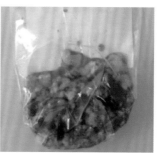

图 7-15　取出结石图

8. 吃抗癫痫药形成的结石

　　患者李某，男，20 岁，因左侧腰部疼痛来我院就诊，门诊查 CT 发现左侧输尿管上段结石，大小约 1.5cm，故以"左侧输尿管结石"收入我科。既往儿时被确诊患有癫痫，近 10 年来长期服用抗癫痫药物——托吡酯。因为患者比较年轻，而且又没有家族遗传病史，是什么原因导致结石形成呢？李先承主任团队查阅大量文献后发现都是长期口服托吡酯造成的。托吡酯是 1996 年上市的抗癫痫药，适用于成人和小儿癫痫，可单独使用或辅助其他抗癫痫药。它能够抑制碳酸酐酶从而抑制肾小管对碳酸氢盐的重吸收和氢离子分泌，增加枸橼酸的重吸收，引起代谢性肾小管酸中毒、碱性尿、低枸橼酸尿，可导致磷酸钙类结石的形成。李主任团队为该患者实施了经尿道输尿管软镜碎石取石术，手术创伤小，术后恢复快，术后第 2 天患者康复出院。

　　出院时嘱患者家属定期给患者体检，复查泌尿系彩超，服药期间多饮水，或更换抗癫痫药物。建议服用该药物的患者多饮水、补充枸橼酸盐、维持尿 pH 接近 6.0，预防结石形成。此外还有许多其他类药物也可能导致泌尿系结石产生，比如磺胺类、阿莫西林、喹诺酮类等抗生素药物，治疗高尿酸血症的别嘌呤醇以及具有利尿作用的呋噻米等。因此药物相关结石均是医源性结石，患者均有相关用药史，问诊时应重视患者用药史。医师应该了解其药物特性，评价成石危险因素。药物相关性结石"防大于治"——以预防为主，治疗包括停用换药、水化、调节 pH 值、体外碎石甚至手术治疗（图 7-16）。

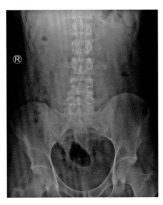

图 7-16　患者泌尿系平片

9. 消炎药不滥用——头孢曲松结石

　　患儿刘某某，男，4 岁，以"右侧腰痛伴血尿"为主诉，从丹东市至我院就诊。查 CT 发现右侧输尿管上段泥沙样结石，大小约 0.8cm，结石密度不高，且比较松散，似"流沙样"。详细询问病史发现，患儿入院 2 周前曾于外院治疗支气管肺炎，使用的抗生素是头孢曲松，李先承主任团队给患儿诊断首先考虑是头孢曲松结石，予患儿解痉、止痛等保守治疗，并嘱增加饮水等后患儿成功自主排出结石，结石成分分析为头孢曲松。

　　老百姓有一个习惯：身体不舒服不去医院就诊，喜欢自行口服消炎药或就诊于诊所"打吊瓶"，这样的做法是不正确的。长期滥用抗生素不仅会导致耐药，有的抗生素还会形成结石。头孢曲松是临床较常用的三代头孢，不经生物转化，以原形排出，代谢途径为胆汁及肾脏，其成分头孢曲松阴离子与钙离子结合析出成石，结石成分即为头孢曲松钙，多见于小儿。此类结石特点是成石快，可双

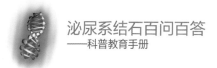

侧成石，引起急性梗阻，但结石呈流沙样晶体，疏松质软，停药后消失快，以保守治疗为主。因此使用头孢曲松期间要多喝水，避免同时使用钙剂（图 7-17）。

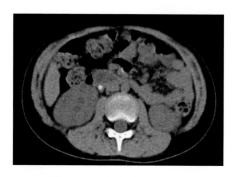

图 7-17　患者泌尿系 CT 图

10. 因为结石在身上插了三个管子，最后因为不听医师的话丢了肾脏

患者刘阿姨，63 岁，以"右侧腰痛伴高热、乏力 1 周"来我院急诊。查 CT 发现右腹、盆腔大量脓性灶伴少许积气，周围粘连较重，右肾多发结石，急诊建议她住院治疗，但刘阿姨拒绝住院，回到了当地医院行右侧腹膜后脓肿穿刺引流，引出大量脓液，结核病院除外结核后又至我院住院。患者入院时因长期慢性感染消耗，合并低蛋白血症，颜面及下肢水肿，身体极度虚弱只能卧床。

李先承主任团队考虑患者慢性感染消耗，局部脓肾及腹膜后脓肿引流不充分。因患者免疫力太差，已进入消耗期，因此局麻下在超声引导下留置了 3 根引流管，并通过手指钝性分离脓腔分隔，引出数千毫升灰白色脓液。经胸外科、营养科、胃肠外科、内分泌科、消化科、临床药学部等多学科会诊，予充分引流、抗感染、补充白蛋白等支持治疗后，患者病情稳定并出院，嘱患者回家后控制饮食、监测血糖、恢复体力，待身体状况稳定后回我科随诊。但患者出院后未按医嘱执行，时隔两年，再次因右腹膜后及肾周脓肿伴高热回到我科住院。本次住院患者积极配合，将血糖控制在合理范围，完善了术前准备。

术中见右肾因长期慢性炎症刺激，肾周粘连特别严重，像一块"铁板"焊在了腰肌及周围组织上，手术难度巨大。经过刘志宇副院长及李主任团队长达5小时的努力后，终于将患肾切除。

因此，得了肾结石一定不能忽视，它不仅会引起疼痛，还会损害肾脏功能，并引起肾脏及周围组织的感染，尤其糖尿病患者，更要引起重视（图7-18）。

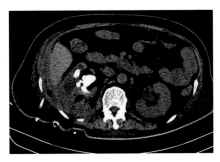

图 7-18　患者泌尿系 CT 图